医学数据挖掘与
R语言实现

主　编　李　姣

编　　者　（以姓氏笔画为序）

　　　　王序文　孙月萍　李　姣

　　　　杨　林　郑　思　徐晓巍

编写单位　中国医学科学院北京协和医学院医学信息研究所

U0255707

中国协和医科大学出版社

北　京

图书在版编目（CIP）数据

医学数据挖掘与 R 语言实现 / 李姣主编 . — 北京：中国协和医科大学出版社，2022.9
ISBN 978-7-5679-1770-5

Ⅰ . ①医… Ⅱ . ①李… Ⅲ . ①医学—数据采掘 Ⅳ . ① R319

中国版本图书馆 CIP 数据核字（2022）第 120414 号

医学数据挖掘与 R 语言实现

主　　编：	李　姣
责任编辑：	魏亚萌
封面设计：	许晓晨
责任校对：	张　麓
责任印制：	张　岱

出版发行　**中国协和医科大学出版社**
　　　　　（北京市东城区东单三条 9 号　邮编 100730　电话 010-65260431）
网　　址：www.pumcp.com
经　　销：新华书店总店北京发行所
印　　刷：小森印刷（北京）有限公司

开　　本：	787mm×1092mm　　1/16
印　　张：	14.5
字　　数：	300 千字
版　　次：	2022 年 9 月第 1 版
印　　次：	2022 年 9 月第 1 次印刷
定　　价：	89.00 元

ISBN 978-7-5679-1770-5

　　随着我国大数据战略和数据经济发展规划的实施，数据对提高生产效率的乘数作用不断凸显，成为最具时代特征的生产要素。互联网、大数据、云计算、人工智能、区块链等技术的加速创新以及其在医疗健康领域的广泛应用，形成了临床电子病历、医学影像、公共卫生监测、健康管理、互联网问诊、生命组学等健康医疗大数据。健康医疗大数据的应用发展将带来健康医疗模式的深刻变化，提升健康医疗服务效率和质量，不断满足人民群众多层次、多样化的健康需求，有利于培育新的业态和经济增长点。作为国家重要战略资源，健康医疗大数据的挖掘与利用，亟须既懂医学又掌握数据挖掘技能的复合型人才投入其中，释放数据要素价值，激活数据要素潜能。

　　当前，新兴技术不断涌现，数据密集型研究范式在医学领域的应用已经初见成效。医学数据获取、管理、挖掘和解读的能力，是医学生开展课题研究的必备技能。美国约翰斯·霍普金斯大学、斯坦福大学医学院面向医学院学生开设了数据科学和人工智能课程，以提升医学院学生的数据整合与处理能力，以及数据驱动的医学研究设计与实践能力。我国医学信息学学科的建设，在研究方向设置和教材建设方面紧跟国际前沿，积极推进医学科学数据管理、医学数据挖掘、医学知识组织、医院信息化、医学人工智能、医学信息安全等学科发展，培养医学信息学复合型人才。

　　北京协和医学院重视新医科建设，推进医工理文多学科交叉融通，助力"健康中国"建设。面向社会对医学信息复合型人才的需求，2014年，北京协和医学院设立了医学信息学硕士培养点，2021年设立了医学信息学博士培养点，形成了医学信息学课程体系和人才培养体系。"医学数据挖掘实用技术"作为课程体系的一部分，其教学团队积极探索"理论+实践"教学方法，总结教学经验，形成了《医学数据挖掘与R语言实现》教材。该教学团队得到了学生的好评和认可，并且得到了全国医学专业学位研究生教育指导委员会"网络教学在医学大数据分析技能教育中的应用研究"等课题支持。

　　该教材将数据挖掘的方法与医学应用实践相结合，配以大量的案例和示范代码，将医学数据获取、数据操作、缺失值处理、数据可视化、机器学习等方法的讲解与相应的

R 语言程序设计与实现相结合。此外，该教材结合中文电子病历自然语言处理、肿瘤基因组数据分析等具体案例，将数据挖掘技能融入具体医学研究问题的解决中，有助于学生在复现程序代码过程中理解和掌握数据挖掘技能。希望该教材为新医科建设中医学信息学交叉复合型人才的培养贡献一份力量。

中国医学科学院北京协和医学院医学信息研究所　副所长

中华医学会医学信息学分会　主任委员　　　　钱　庆

2022 年 8 月 28 日于北京

随着电子病历系统和生命组学技术在临床研究和实践中的广泛应用，产生了大量结构化、非结构化的健康医学数据。如何使用有效的工具挖掘其蕴含的潜在知识，服务于医疗服务、健康管理、科技创新等，是医学人工智能背景下医护人员、临床研究人员需要具备的医学数据素养。医学数据挖掘成为医学院学生需要掌握的一项技能。

不同医学场景的数据分析需求存在差异，需要深入更具体的构成要素层面了解数据的来源和内涵，探索有针对性的数据挖掘方向和方法。同时，R语言已经成为数据挖掘常用的开源工具，其简单、易操作和丰富的可视化功能等优势，可以支持机器学习算法的应用，快速完成数据分析任务。因此，本教材涵盖医学数据采集、处理、组织、整合、挖掘等方面的知识，介绍常用的数据挖掘理论和R语言编程工具，并针对具体的医学数据类型/医学数据场景，提供中文电子病历文本挖掘、疾病风险预测、肿瘤分子标志物识别等医学数据挖掘的案例实践。

本教材是一线教学团队从事教学工作的总结。自2016年以来，教学团队面向北京协和医学院的研究生开设课程"医学数据挖掘实用技术"，积累了丰富的教学经验和教学资源。教学内容理论结合实际，受到北京协和医学院临床医学、基础医学、公共卫生与预防医学等专业学生的好评。

本教材研究案例得到了国家人口健康科学数据中心和中国医学科学院医学智能技术重点实验室的支持，也得到了教育课题和数据挖掘研究项目的基金支持，包括北京协和医学院"医学信息学学科常态化建设"项目、全国医学专业学位研究生教育指导委员会"网络教学在医学大数据分析技能教育中的应用研究"项目、国家重点研发计划（课题编号：2017YFC0907503）、中国医学科学院医学与健康科技创新工程（项目编号：2018-I2M-AI-016）。

由于作者水平有限，医学数据挖掘方法研究进展快，R语言程序版本也在不断更新，教材中难免存在不足和疏漏之处，恳请读者不吝指正。

编　者

2022年6月

第一章　医学数据挖掘导论 ……………………………………………………… 1

第一节　数据挖掘基本概念 …………………………………………………… 1
第二节　开放医学数据资源及利用遵循原则 ………………………………… 2
第三节　医学数据挖掘研究设计要点 ………………………………………… 10
第四节　医学数据挖掘研究的应用 …………………………………………… 10

第二章　R语言数据操作与可视化 ……………………………………………… 14

第一节　R语言概述 …………………………………………………………… 14
第二节　R环境配置 …………………………………………………………… 15
第三节　R基本数据类型与数据操作 ………………………………………… 18
第四节　绘图基础 ……………………………………………………………… 32

第三章　数据获取与数据清洗技术 ……………………………………………… 43

第一节　基于R的数据采集与数据获取 ……………………………………… 43
第二节　数据清洗实用技术 …………………………………………………… 49

第四章　数据描述性分析与探索性分析 ………………………………………… 63

第一节　数据描述性分析 ……………………………………………………… 63
第二节　数据探索性分析 ……………………………………………………… 68
第三节　案例：住院患者人口学特征可视化展示 …………………………… 80
第四节　案例：住院患者可视化探索性分析 ………………………………… 82

第五章　医学数据建模与机器学习 ……………………………………………… 88

第一节　机器学习概述 ………………………………………………………… 88

第二节　有监督学习 ··· 94
第三节　模型评价 ··· 115
第四节　无监督学习 ··· 121

第六章　基于电子病历的疾病风险预测 ······························ 131

第一节　电子病历数据特点 ··· 131
第二节　疾病风险预测研究概述 ··· 134
第三节　统计分析与集成学习 ··· 136
第四节　特征重要性分析 ··· 142
第五节　研究案例 ··· 144

第七章　临床电子病历文本挖掘 ···································· 160

第一节　文本挖掘概述 ··· 160
第二节　电子病历文本特点 ··· 169
第三节　中文电子病历命名实体识别 ··· 171
第四节　研究案例 ··· 172

第八章　肿瘤基因表达数据的关联分析及可视化 ···················· 190

第一节　肿瘤组学数据及挖掘概述 ··· 190
第二节　基因表达数据表示与获取 ··· 193
第三节　基因表达数据关联分析 ··· 197
第四节　关联分析结果可视化 ··· 202
第五节　研究案例 ··· 206

参考文献 ··· 215

第一章 医学数据挖掘导论

学习目标

- 掌握 医学数据挖掘的基本概念与研究设计要点。
- 熟悉 开放医学数据资源及利用原则。
- 了解 医学数据挖掘的应用。

本章是医学数据挖掘实用技术的导论部分，将重点讨论医学数据挖掘的基本概念、相关开放数据资源与应用，以便对医学数据挖掘领域有基本的了解与认识。首先，介绍数据挖掘的基本概念，以及医学领域数据挖掘的特殊性；其次，围绕不同类型医学数据，重点介绍美国癌症基因组图谱（The Cancer Genome Atlas，TCGA）计划、重症监护数据集（Medical Information Mart for Intensive Care，MIMIC）、英国生物样本数据库（UK Biobank，UKB）等典型开放医学数据资源情况及利用原则；最后，阐述医学数据挖掘研究的设计要点及其在疾病诊断与治疗、健康管理、临床研究与教学、医院管理、公共卫生等方面的应用。

第一节 数据挖掘基本概念

数据挖掘（data mining）是从大量数据中发现有效的、新颖的、潜在有用的和最终可理解的模式的过程。有目的地探索数据中隐含的规律和知识的活动都可以称为数据挖掘。数据挖掘不是几种有限的工具和算法，如分类、聚类、预测、贝叶斯、支持向量机等，而是目的性导向的学科，目的是从数据中获取知识，进而支持决策（图1-1）。它综合利用了来自统计学的抽样、估计和假设检验，来自人工智能、模式识别和机器学习的搜索算法、建模技术和学习理论，以及最优化、进化计算、信息论、信号处理、可视化和信息检索等领域的思想。同时，数据库技术、分布式技术等在海量数据存储、索引、查询处理等方面起到重要的支撑作用。

与传统数据分析方法相比，数据挖掘的数据资源具有海量、不完全、有噪声、模糊、随机、非结构化等特点。在研究范式方面，传统的数据分析方法是假设驱动的，即先提出科学假设，再通过数据加以验证；而数据挖掘在一定意义上是数据驱动的，即通过计算从数据中自动发现无法靠直觉发现的知识，甚至是与直觉相悖的知识。

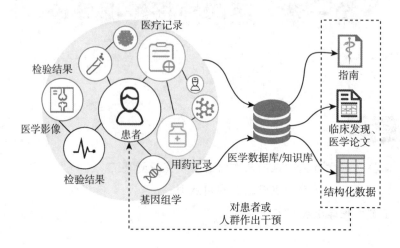

图 1-1　数据挖掘内涵

　　在医学领域，人体是数据的产生体，在医疗机构、家庭、社区等真实环境中的各类活动都在不断产生新数据，这些数据借助信息技术手段得以收集、记录、保存，形成了医学大数据。如何利用好这些数据成为医学、生物学、数据科学、计算机科学等多学科研究人员、行业从业人员共同关注的焦点。然而，与其他领域相比，医学数据挖掘有其特殊性。首先，医学数据具有异构性。它可以从医学影像、患者访谈、实验室检验、医生观察与解释等多种途径收集。这种异构性需要高容量的数据存储设备和分析此类数据的新工具。例如，医生对影像数据、信号数据等的解释，通常以非结构化的自由文本进行存储。不同医生可能使用不同的名称（同义词）来描述同一种疾病，或者使用不同的语法结构来描述医学实体之间的关系。这使得医学数据挖掘需要建立在自动处理这些非结构化文本的基础上。其次，由于医学数据收集的对象是人体，因此存在着大量的伦理、法律和社会问题，包括数据所有权、个人隐私与数据安全等，需要防止泄露、滥用患者的数据。再次，医学数据中对估计和假设形成的数学理解可能与其他数据收集活动有根本的不同。医学数据主要是面向患者诊疗，其次才是科学研究，因此收集医学数据主要是为了使患者受益。最后，医学关乎每个人的生命健康，在日常生活、科学研究中具有特殊地位。这使得医护人员、科研人员和相关从业人员对医学数据挖掘抱持着审慎的态度，注重模型、算法的可解释性等。

第二节　开放医学数据资源及利用遵循原则

　　医学大数据有多种来源，包括医疗保险数据、临床登记数据、电子病历数据、生物组学数据、病例报告数据等。这些医学数据资源的开放共享和高效利用，成为推动医学科技创新的基础支撑与条件保障。为了推动数据资源开放、保障相关利益者的权益，许多国家、组织机构、科研团体发布了数据公开和使用的指导原则。在通用领域，具有代表性的是FAIR数据原则（FAIR Data Principles）。该原则于2016年3月正式发布，旨在确保数据资源能同时被人和机器使用。FAIR数据原则指出数据对象（data object）应具备可发现（findable）、可获取（accessible）、互操作（interoperable）和可重用（reusable）四大属性（表1-1）。目前，FAIR原则已在美国、澳大利亚，以及欧洲、亚洲、拉丁美洲和非洲等国家得到关注和应用，涉及生命科学、医疗卫生等诸多领域。

表1-1 FAIR原则基本内容

数据对象属性	子属性
可发现	F1：（元）数据被分配一个全局唯一且持久的标识符 F2：数据具有丰富的元数据描述 F3：元数据清晰且显式地包含其描述数据的标识符 F4：（元）数据在搜索工具/服务中注册或索引
可获取	A1：（元）数据可借助标识符，通过使用标准化通信协议进行检索 A1.1：该协议是免费、开放和通用的 A1.2：该协议允许在必要时进行身份验证和授权过程 A2：即使数据不再可用，元数据也可以访问
互操作	I1：（元）数据使用正式的、可访问的、共享的和广泛适用的语言来表示知识 I2：（元）数据使用遵循FAIR原则的词汇 I3：（元）数据包括对其他（元）数据的限定引用
可重用	R1：元（数据）应用大量准确和相关的属性进行描述 R1.1：（元）数据的发布具有清晰和可访问的数据使用许可 R1.2：（元）数据发布时具备详细的溯源信息 R1.3：（元）数据符合领域相关标准

在医学领域，针对医学数据的隐私和安全问题，具有代表性的是美国《健康保险携带和责任法案》（Health Insurance Portability and Accountability Act，HIPAA）的隐私规则。该规则作为美国健康信息隐私保护的基本法律，规定了受保护健康信息使用和公开的标准和实施规范。针对医学研究中涉及人体的伦理道德问题，典型代表是美国贝尔蒙报告（Belmont Report）。该报告由美国国家保护生物医药和行为研究受试者委员会于1978年发表，明确了保护参加科研的人体试验对象的道德原则和方针。其中，3个基本伦理原则是相关科研人员和机构伦理审查委员会必须遵守的：尊重个人，该原则要求尊重有自治力的个人的意见和选择，同时保护丧失自治力的人；善行，该原则要求必须以合乎伦理的方式对待人，不仅尊重他们的决定、保护他们免受伤害，而且要努力确保他们的健康；公正，该原则要求平等待人，合理分布责任和利益。

在这些原则的规范和指导下，现有开放医学数据资源主要包含生物信息学数据资源、电子病历数据和大型队列研究数据等。

1. **生物信息学数据资源**　生物信息学数据资源是随着高通量生物科学技术的发展、人类基因组计划（Human Genome Project，HGP）和千人基因组计划（1000 Genomes Project）的启动而急剧增长。它涵盖了生命科学的各类数据，包括核苷酸序列、RNA 序列、蛋白质序列、结构、代谢和信号通路、基因组、人类基因和疾病等。通过查询、搜集、比较、分析这些生物信息，可以获取基因编码、基因调控、核酸和蛋白质结构功能及其相互关系等理性知识，进而探索生命起源、生物进化以及细胞、器官和个体的发生、发育、病变、衰亡等生命科学现象及其基本规律和时空联系等。生物信息学数据资源大致可分为基因组数据库、转录组数据库、蛋白质组数据库、生物分子网络数据库、复杂疾病数据库、表观遗传学数据库、基因型 – 表型数据库等类型，其存储内容和典型数据资源如表 1-2 所示。

表 1-2　生物信息学数据资源概况

类型	内容	典型数据库
基因组数据库	收集和整理基因、基因组相关生物学数据，并提供相关数据查询、处理等服务的数据库	核酸序列数据库（GenBank、European Nucleotide Archive、DNA Data Bank of Japan）、单核苷酸多态性数据库（dbSNP 等）
转录组数据库	存储从活细胞的基因信息转录而来的各类 RNA 和一些转录过程相关因子的数据库	非编码 RNA 数据库（NONCODE 等）、基因表达数据库（Gene Expression Omnibus 等）
蛋白质组数据库	存储蛋白质组相关知识的数据库	通用蛋白质资源（Uniprot 等）、蛋白质结构数据库（Protein Data Bank in Europe 等）、蛋白质家族数据库（Proteomics Identification Database 等）
生物分子网络数据库	收集和整理生物分子网络信息的数据库	通路数据库（KEGG、BioCyc 等）、蛋白质相互作用数据库（DIP 等）
复杂疾病数据库	收集和整理复杂疾病相关信息的数据库	人类孟德尔遗传在线数据库（OMIM）、癌症基因组图谱（TCGA）、人类基因突变数据库（HGMD）等
表观遗传学数据库	存储疾病及其正常对照中的各种表观遗传学修饰信息的数据库	人类表观基因组计划（HEP）、人类组蛋白修饰数据库（HHMD）、人类 DNA 甲基化与癌症数据库（MethyCancer）等
基因型–表型数据库	收集与存储基因型和表型间相互作用的研究所产生的信息的数据库	dbGaP、European Genome-phenome Archive、DDBJ-JGA 等

这些数据资源主要由美国国家生物技术信息中心（National Center for Biotechnology Information，NCBI）、欧洲生物信息学研究所（European Bioinformatics Institute，EBI）等机构组织创建并维护，多为公开访问的。以 NCBI 为例，其建设的生物信息学数据资源涵盖健康、基因组、基因、蛋白质、化合物等多种类型，核心数据资源如表 1-3 所示，并借助 Entrez 检索系统提供统一的、整合式的数据检索和访问服务。

表1-3 NCBI核心数据资源

数据库	统一资源定位符（URL）	数据库简介
健康数据		
ClinVar	https：//www.ncbi.nlm.nih.gov/clinvar/	存储有关基因组变异及其与人类健康关系的信息
dbGaP	https：//www.ncbi.nlm.nih.gov/gap/	存储人类基因型和表型相互作用的研究数据和结果
基因组数据		
SNP	https：//www.ncbi.nlm.nih.gov/snp/	存储关于单个碱基的替换、插入和删除等引起DNA序列多态性的数据
Nucleotide	https：//www.ncbi.nlm.nih.gov/nuccore/	存储核苷酸碱基顺序及其相关注释信息
BioSample	https：//www.ncbi.nlm.nih.gov/biosample/	存储实验分析中使用的生物样本信息
SRA	https：//www.ncbi.nlm.nih.gov/sra/	存储来自高通量测序平台的原始测序数据和比对信息
dbVar	https：//www.ncbi.nlm.nih.gov/dbvar/	收录人类基因组结构大于50 bp的大型变异信息
Assembly	https：//www.ncbi.nlm.nih.gov/assembly/	存储基因组拼接信息
Genome	https：//www.ncbi.nlm.nih.gov/genome/	存储基因组信息，包括序列、图谱、染色体、装配体和注释
基因数据		
GEO Profiles	https：//www.ncbi.nlm.nih.gov/geoprofiles/	存储基因表达谱信息
Gene	https：//www.ncbi.nlm.nih.gov/gene/	存储基因位点相关信息
GEO DataSets	https：//www.ncbi.nlm.nih.gov/geo/	存储从GEO数据库组装的基因表达数据集
PopSet	https：//www.ncbi.nlm.nih.gov/popset/	存储从已经提交给GenBank的种群、系统发育、突变和生态系统研究中衍生的相关DNA序列的集合
蛋白质数据		
Protein	https：//www.ncbi.nlm.nih.gov/protein/	存储蛋白质序列数据
Protein Clusters	https：//www.ncbi.nlm.nih.gov/proteinclusters/	存储相关蛋白质序列（簇）的集合
Sparcle	https：//www.ncbi.nlm.nih.gov/sparcle/	用于蛋白质序列的功能表征和标记的资源
Structure	https：//www.ncbi.nlm.nih.gov/structure/	存储实验确定的生物分析结构数据
Conserved Domains	https：//www.ncbi.nlm.nih.gov/cdd/	存储注释蛋白质功能单元的信息
化合物数据		
PubChem Substance	https：//www.ncbi.nlm.nih.gov/pcsubstance/	存储化合物原始数据
PubChem Compound	https：//www.ncbi.nlm.nih.gov/pccompound/	存储整理后的经过验证的化合物化学结构描述信息
BioSystems	https：//www.ncbi.nlm.nih.gov/biosystems/	存储与基因、蛋白质和化学物质相关的分子通路

涉及个体化水平的数据资源，通常为受控访问的，典型代表是美国癌症基因组图谱（TCGA）计划。该计划是由美国国立癌症研究所（National Cancer Institute，NCI）和国立人类基因组研究所（National Human Genome Research Institute，NHGRI）于2006年联合启动的，旨在大规模收集特定癌症患者的临床信息、影像信息、肿瘤组织及部分对应的正常组织样本，并开展全面基因组分析。其数据涵盖了33种癌症、11 000多名患者，数据规模超过2.5PB，包括基因表达、外显子表达、小RNA表达、拷贝数改变、单核苷酸多态性、杂合性缺失、基因突变、DNA甲基化和蛋白质表达等组学数据，以及患者的基本资料、治疗进程、临床分期和生存状况等临床相关数据。TCGA计划根据数据粒度，将所收集和产生的数据分为汇总数据和个体数据，并分别采取不同的数据共享机制，即汇总数据可通过数据门户Genomic Data Commons Data Portal（图1-2）开放存取，使用时不需要进行认证；个体数据须受控访问，研究人员须填写数据访问申请，经审核同意后方可下载使用数据（图1-3）。

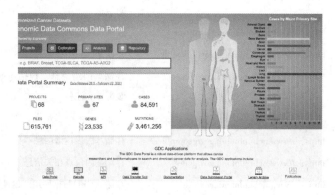

图1-2　TCGA数据门户

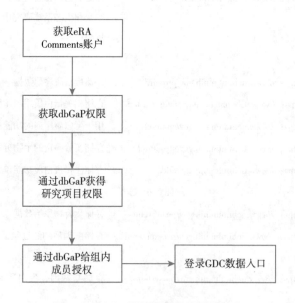

图1-3　TCGA受控访问数据申请流程

2. **电子病历数据** 电子病历是以电子化方式管理的有关个人终身健康状态和医疗保健行为的信息，涉及患者信息的采集、存储、传输、处理和利用的所有过程信息。它包括了药物处方、实验室检验结果等结构化数据，以及病程记录、出院小结、医嘱等非结构化数据。由于其覆盖患者医疗护理全过程、数据类型丰富、连续性好，因而具备巨大的挖掘价值；同时，其不均衡的数据质量、数据的非结构化和多模态性、以及数据隐私问题等，使得其集成、分析挖掘极具挑战。随着医院信息化建设、健康信息隐私保护相关举措的实施，电子病历数据作为真实世界数据的重要组成部分，越来越多地应用于科学研究、疾病管理、药械评价、医疗机构管理等。目前，典型的开放电子病历数据集主要包括重症监护数据集（MIMIC）、英国初级保健数据库（Clinical Practice Research Datalink，CPRD）等。此外，国家自然语言理解临床挑战（National NLP Clinical Challenges，n2c2）、信息评测国际大会（Conference and Labs of the Evaluation Forum，CLEF）、全国知识图谱与语义计算大会等围绕中英文电子病历文本、医学影像、健康问答等的语义化开展了一系列评测，并发布了诸多开放数据集。

其中，MIMIC是麻省理工学院计算生理学实验室开发的重症监护数据集。2003年，在美国国立卫生研究院（National Institutes of Health，NIH）资助下，MIMIC-Ⅱ由麻省理工学院（Massachusetts Institute of Technology，MIT）、菲利普斯医疗保健（Phillips Healthcare）和贝斯以色列女执事医疗中心（Beth Israel Deaconess Medical Center）共同建立，并于2016年，升级为MIMIC-Ⅲ，最新版本为1.4，其门户（https：//mimic.mit.edu/）如图1-4所示。MIMIC-Ⅲ共26个数据表，包含2001—2012年46 520名患者的58 976次住院临床诊疗信息，涵盖人口统计学、诊断、手术、生命体征、影像学检查、实验室检验、用药、护理等信息。2020年，MIMIC-Ⅳ发布（https：//mimic-iv.mit.edu/），最新版本为0.4，包含了2008—2019年257 366名患者的524 520次住院临床诊疗信息。MIMIC-Ⅳ采用模块化方式组织数据，主要包含core、hosp和icu等模块。其中，core模块包含数据

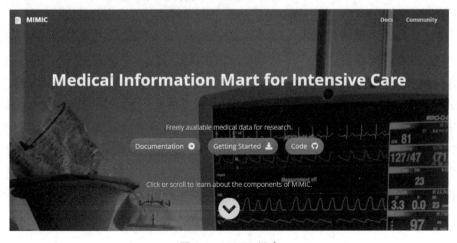

图1-4 MIMIC门户

分析所需的信息，如人口统计学信息、住院记录等；hosp 模块包含来自医院范围内的电子健康档案，如实验室检验、用药、处方、账单等；icu 模块包含来自 icu 临床信息系统的数据，如病程记录、静脉输入等。

MIMIC 遵循 HIPAA 隐私规则进行了身份去识别化以保护患者隐私。考虑到数据中仍包含有关详细临床护理信息，MIMIC 要求研究人员需完成 "Data or Specimens Only Research" 培训课程，签署数据使用协议（Data Use Agreement，DUA），并承诺遵循 *PhysioNet Credentialed Health Data License 1.5.0* 才可以访问数据集。

3. **大型队列研究数据**　队列研究具有结果稳定可靠、科学性强、检验病因假说能力强、可证实病因联系等优点。通过建立基于流行病学调查和生物样本的基础健康数据库，队列研究可以从遗传、环境和生活方式等环节深入探索危害人群健康的各类重大疾病的致病因素、发病机制、流行规律和趋势，为有效制定预防和控制对策、研发新的治疗与干预手段提供科学证据。当前，可公开访问的大型队列研究数据库主要包括欧洲癌症与营养前瞻性调查（EPIC）、英国生物样本数据库（UKB）、全民健康研究项目（All of Us）等（表 1-4）。

表 1-4　典型的大型队列研究数据库

数据库	URL	数据库简介
EPIC	https：//epic.iarc.fr/	前瞻性研究，招募了欧洲 10 国 52.1 万 45~74 岁成人，采集了饮食、生活方式等环境暴露因素、人体测量学指标、疾病史、影像学资料等，收集了血浆、血清、白细胞、红细胞等生物样本
UKB	https：//www.ukbiobank.ac.uk/	前瞻性研究，招募了英国 50 万 40~69 岁成人，采集了个人生活方式等数据并与电子健康档案关联，收集了血液、尿液、唾液等生物样本
All of Us	https：//www.researchallofus.org/	计划招募美国 100 万名成人，采集个体的临床数据和健康相关体征数据，收集生物样本并开展基因组测序

其中，英国生物样本数据库（UKB）是目前世界上规模最大的人类遗传队列样本库（图 1-5），旨在研究遗传因素、环境因素、生活习惯等与人类重大疾病的关联，推进一系列重大疾病的预防、诊断和治疗，包括癌症、心脑血管疾病、糖尿病、关节炎、骨质疏松症、抑郁症、神经退行性疾病等。该数据库由英国医学研究理事会、惠康基金会（Wellcome Trust）、卫生部、英国心脏基金会等资助建立，于 2006—2010 年从英国招募了 50 万名 40~69 岁的志愿者，采集了样本信息（如血液、唾液、尿液等）、基因信息（如外显子组测序数据、全基因组数据等）、生活方式相关信息（如饮食、运动等）、影像数据（如视网膜眼底图像、劲动脉超声数据、NIFTI 脑图像等）等，并持续跟踪了数十年的电子健康档案数据。

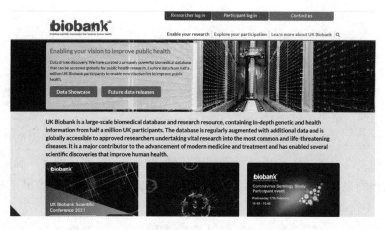

图1-5 UKB门户

UKB数据申请对研究人员和研究机构的研究背景、研究目的、研究动机等有较高要求，其数据访问申请和审核流程如图1-6所示。提交数据使用申请需借助访问管理系统（access management system，AMS），共包括6个步骤：①在AMS中填写申请表，并生成所需数据字段集合。②将合作研究人员添加至数据使用申请中。③添加授权签署材料转让协议（material transfer agreement，MTA）人员的联系信息。④UKB小组审核申请，并通过AMS反馈结果。⑤申请获批后将生成数据访问费用请求，并发送MTA至申请人和授权签署人。⑥在支付数据访问费用并返回已签署的MTA后，UKB访问团队将发布所申请的数据，申请者即可访问数据。

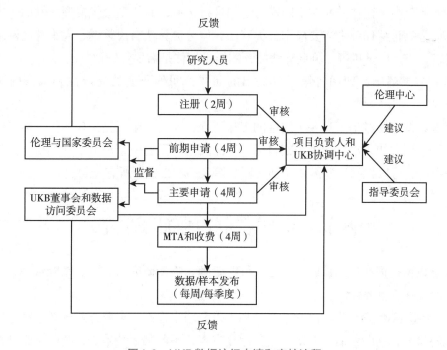

图1-6 UKB数据访问申请和审核流程

第三节　医学数据挖掘研究设计要点

作为一个知识发现过程，医学数据挖掘研究通常涉及问题定义、数据收集、数据预处理、数据挖掘、结果解读等环节。

（1）问题定义：即明确待解决的问题是什么。例如，是探索不同表型和脑血管疾病复发风险的相关性，还是预测患者肾细胞癌的转移情况。在此基础上，确定问题的输入和输出，以预测患者肾细胞癌转移为例，其输入是患者的属性值，输出是对应的类别，有转移为1，无转移为0。

（2）数据收集：即明确哪些数据可以帮助解决问题、如何收集这些数据。例如，对于预测患者肾细胞癌转移任务，需要收集患者的唯一标识、确诊时年龄、肾细胞癌血管内皮生长因子阳性表述、肾细胞癌组织内微血管数、肾癌细胞核组织学分级、肾细胞癌分期等。这些信息可以从电子病历数据中获取，但需要一定的数据提取方法。

（3）数据预处理：即对原始数据进行清洗、集成、转换、归约等处理，以获得数据挖掘任务可用的、干净的、可靠的数据集。由于原始数据可能来源不同、格式不同，有的还存在数据缺失、不一致、异常等情况，如果不处理直接输入方法模型，容易导致计算的失败或结果的可信度低。因此，数据预处理是数据挖掘过程中的重要环节，也是耗时最多的环节。

（4）数据挖掘：即明确开展什么统计分析、运用哪些算法模型以获取有价值的结果。在该环节中，往往需要在不同模型之间进行选择，并找到最优模型。例如，在预测患者肾细胞癌转移任务中需要应用分类算法，但分类算法有决策树、人工神经网络、贝叶斯网络、支持向量机等，哪些算法的预测结果最佳是需要仔细评估的。

（5）结果解读：即回答第一步提出的问题，明确研究的局限性和未来的研究计划等。

医学数据挖掘过程不是一个线性的工作流程，而是一个反复循环迭代、螺旋优化的过程。每个环节如果没有达到预期目标，都需要返回至上一个环节重新调整。同时，在实际研究中，可以根据课题需要从某一环节切入，不必经历所有步骤。

第四节　医学数据挖掘研究的应用

医学数据挖掘在疾病诊断与治疗、健康管理、临床研究与教学、医院管理、公共卫生等方面发挥着重要作用。

1. **疾病诊断与治疗**　医学数据挖掘可以利用多模态、多源异构患者数据辅助医生进行疾病诊断、判断预后、制定个性化治疗方案、预测临床结果等，有助于弥补医生临床知识的局限性，减少诊断、治疗、检查、用药等人为疏忽，避免重复治疗及不必要用药，从而提升医疗质量。在智能辅助诊断方面，影像组学是重点方向之一。它是从影像检查（如 CT、MRI、PET 等）结果中高通量地提取大规模影像信息，实现病灶分割、特征提取与模型建立，在深度分析、挖掘、预测的基础上辅助医生诊断。例如，卷积神经网络算法 DeepSymNet 可以从计算机体层摄影血管造影源图像中识别大血管闭塞和梗死核心。2018 年以来，美国食品药品监督管理局已批准了若干面向影像的智能辅助诊断软件，典型代表是 IDx-DR。它是美国食品药品监督管理局批准的世界首个糖尿病视网膜病变诊断系统。该系统是由美国爱荷华大学眼科医生设计，能够扫描和分析有风险患者的视网膜，并在没有任何人工协助的情况下提供诊断。在中国，2020 年 10 月，人工智能辅助非小细胞肺癌 PD-L1 判读"免疫组化数字病理图像处理软件"成为中国首个获准进入临床应用的智能肺癌辅助诊断系统。

　　同时，由于复杂疾病的异质性，基于组学数据、电子病历、医学影像等识别疾病亚型，结合深度表型分析，有助于提高治疗的个性化和准确性。例如，应用自然语言处理和机器学习相结合的方法，实现了基于电子病历数据的缺血性脑卒中自动分型。利用随机森林、朴素贝叶斯、支持向量机和 Logistic 回归等机器学习算法构建了卵巢癌特异性预测模型，用于评估患者的临床分期、病理类型、手术预后等；同时，利用聚类算法发现了早期卵巢上皮癌的风险亚组，为卵巢癌早筛和个体化治疗提供了依据。

　　2. 健康管理　智慧医疗时代，主导的健康管理模式正从以医院为中心的医疗护理模式向家庭和个人健康管理和护理模式转变。通过整合医疗与技术资源，利用物联网、智能终端、大数据、人工智能等技术，结合数据挖掘对个体或群体的健康进行全面监测、分析、评估，提供健康咨询和干预，有助于改善其健康状况、防治常见病和慢性病的发生和发展、提高生命质量。

　　目前，医学数据挖掘已经深入到全人群健康管理的各个方面。在生理参数监测方面，美国斯坦福大学研究团队研发了一套可加装在标准马桶上的软硬件，旨在监测尿液和粪便中的生物标志物。该模块化智能马桶系统包括压力和运动传感器、测试条和视频摄像头（分析尿流及其基本生物化学组分）、计算机视觉和机器学习算法（根据临床标准划分粪便类型），以及指纹扫描仪（识别生物特征）。在日常生活功能监测方面，将多种模型如无监督聚类、隐马尔可夫等进行组合，准确识别用户在日常生活与健身中心两种场景下机械运动和生理电信号等多源数据所组成的时间序列数据，实现运动强度和运动类型的量化与自动分类。利用支持向量机等机器学习算法进行食物照片的识别、热量等营养成分的计算，进而实现膳食记录与评估。在慢性病管理方面，基于深度学习模型与雾计算的架构开发出糖尿病预测模型，该模型可预测压力类型、糖尿病和高血压的发作风险。

　　3. 临床研究与教学　临床研究关系着医学进步与国民身体健康，主要研究药物、设备、诊断制品、治疗方案在疾病的预防、诊治和管理过程中的有效性和安全性。识别适合研究问题的受试者，并确保招募到足够数量的目标人群，是实施临床试验的关键，决定着临床研究结论。应用数据挖掘技术从患者临床数据中识别潜在的临床试验参与者，有助于改善招募效率低、试验成本增加等问题，对于促进临床试验高效有序实施，加快新疗法评估和临床应用有重要的现实意义。例如，基于患者相似性的受试者识别算法应用观察医疗结果的通用数据模型 OMOP CDM（observational medical outcomes partnership common data model）标准化表示患者的电子病历数据，通过构建患者特征向量、度量患者间相似性距离识别受试者。n2c2 在 2018 年举办了面向临床试验队列识别的评测竞赛，若干参赛团队应用卷积神经网络、循环神经网络（recurrent neural network，RNN）等深度学习模型实现了从非结构化电子病历数据中识别合规的受试者。

同时，在线教学丰富了传统的医学教育形态，尤其是在新型冠状病毒肺炎（COVID-19）重大公共卫生事件的影响下，多个国家停止了线下教学，采用在线教学手段。应用数据挖掘对在线学习行为数据进行分析、建模，有助于改进教学内容、完善教育教学手段、提升教学效果，从而惠及更多的学习者。例如，清华大学裘捷中等利用慕课平台"学堂在线"的在线学习数据，分析了影响学生参与慕课的影响因素，并提出潜在动态因子图模型以预测学习效率。

4. **医院管理**　医院管理涵盖了对医院医疗、教学和科研活动等各项职能的管理工作，通过对人、财、物、信息、时间等资源进行计划、组织、协调和控制，实现医疗效用的最大化。数据挖掘应用于患者管理、药械管理、病房管理、绩效管理等方面，可以提升医院管理体系的智能化水平。目前，医院的智能化管理水平整体不高，主要针对传统电子病历数据庞杂、质量参差不齐、结构化水平较低等问题，利用图像识别、自然语言理解、语音识别等技术实现患者信息的自动录入与结构化存储，从而构建以患者为中心的临床数据中心（clinical data repository，CDR）。例如，应用互操作标准快速医疗健康互操作资源（Fast Healthcare Interoperability Resources，FHIR）表示患者电子病历原始记录，并证明了使用这种表示方法的深度学习模型能够准确预测来自多个中心的多个医疗事件，而无须特定地点的数据协调。我国医院在对临床文档的结构和语义进行标准化和本地化定义的基础上，实现了就诊、诊断、医嘱、检查、检验、手术、病历等患者临床信息的集中存储，建立了临床数据中心。

5. **公共卫生**　公共卫生是关系到国家稳定、公众健康的公共事业，是针对社区或全社会的医疗措施，主要涵盖重大疾病特别是传染病的预防与控制、健康宣教、卫生监督、疫苗接种等方面。通过收集不同来源的个体健康数据，并对环境、地理位置、生物信号等数据进行智能融合与分析，有助于流行病诊断和治疗的快速预判，帮助医务人员快速决策，从而及时治疗以促进健康结局改善。例如，2020 年新冠肺炎疫情重大公共卫生事件促使基于物联网和深度学习算法的非接触筛查工具大量涌现。此类工具能够在非接触条件（至少 1 米距离）下评估新冠病毒感染的主要症状（如发热、发绀、疲倦等）。AutoTriage 系统在边缘节点采用深度学习算法，识别定位前额和嘴唇区域，进而使用红外热像仪估计前额及眼部区域的温度；同时通过对边缘区域的嘴唇区域评估可见光谱来判断是否出现发绀症状。

本 | 章 | 小 | 结

　　本章系统地介绍了医学数据挖掘的基本概念、研究设计要点、应用，以及开放医学数据资源和利用遵循原则。医学数据挖掘是一个动态的、快速发展的领域，是数据驱动的医学研究的重要组成部分。其在疾病诊断与治疗、健康管理、临床研究与教学、医院管理、公共卫生等方面发挥着重要作用。由于医学的特殊性，医护人员、科研人员和相关从业人员须对医学数据挖掘持审慎的态度，注重患者数据安全、隐私保护、模型算法可解释性等，在充分理解数据的基础上，有目的地探索隐含的规律和知识，从而推动医学进步、促进人类身体健康。

⑦ 思考题

1. 医学数据挖掘研究的设计要点包括哪些?
2. 如何获取MIMIC-Ⅲ的数据访问权限?
3. 医学数据挖掘在疾病辅助诊断方面发挥了哪些作用?

第二章 R语言数据操作与可视化

📖 **学习目标**

- 掌握 R语言的特点。
- 熟悉 R环境配置方法以及包的安装与使用；R基本数据类型与数据操作。
- 了解 R基本绘图方法；ggplot2的绘图原理。

本章将开始学习R语言的基本数据类型和数据操作、R语言可视化方法。首先，介绍R语言的起源及特性，并详细介绍典型R环境，即R语言+R语言的集成开发环境RStudio在本地的配置方法，介绍RStudio工作界面及包的安装与使用方法。其次，介绍R语言中的基本数据类型与数据操作，并介绍R绘图方法，包括基本绘图方法，以及R高级绘图包ggplot2的使用。

第一节 R语言概述

R是广受欢迎的数据分析和可视化平台之一。与起源于贝尔实验室的S语言类似，R也是一种为统计计算和绘图而生的语言和环境。新西兰统计学者基于S语言的源代码，编写了能执行S语言的软件，并将该软件的源代码全部公开，这就是R软件，其命令统称为R语言。自1997年核心组——"R核心团队"可以修改R源代码归档。现今的R由一个庞大且活跃的全球性研究型社区维护，提供开源的数据分析解决方案。

R语言以其免费、开源、适用于多平台的特点吸引了大量使用者，现已成为大数据分析必不可少的工具之一。以下为R语言的主要特点。

（1）免费：很多商业统计软件如SAS具有强大的统计分析功能但是价格不菲，而R是免费的。对于教师和学生，免费的开源工具尤为方便。

（2）擅长统计分析方面工作：R最初是由两位统计学家开发的，其主要优势也在于统计分析方面。它提供了各种各样的数据处理和分析技术，几乎任何数据分析过程都可以在R中完成。与之相比较，SPSS、MINITAB、MATLAB等数据分析软件更加适合于已经处理好的、规范的数据，而对于还未完成处理过程，或者在分析中仍需大量预处理过程的数据而言，R语言更为方便。

（3）具有顶尖的绘图功能：大多数科研文章都离不开图表，尤其是图，熟悉一些绘图软件，并将图在科研论文中展示，是科研训练的重要内容。对于复杂数据的可视化问题，R的优势更加明显。一方面，R中各种绘图函数和绘图参数的综合使用，可以得到各式各样的图形结果，无论对于常用的直方图、饼图、条形图等，还是复杂的组合图、地图、热图、动画，以及其他图形展现方式，都可以采用R语言实现。另一方面，从数值计算到得到图形结果的过程灵活，程序写好后，如果需要修改数据或者调整图形，只需要修改几个参数或者直接替换原始数据即可，不用重复编程。这对需要绘制大量同类图形的用户比较适用。

（4）交互式数据分析功能强大且灵活：一个完整的数据分析过程大体包括以下几个步骤：①导入数据。②数据准备、探索和清洗。③拟合一个统计模型。④得到结果并进行评估。⑤如果结果的评估不理想，重新完成③步骤。⑥得到多个模型的结果，并进行交叉检验。⑦根据模型结果进行预测、分析等。⑧形成报告。R中每个步骤的所有"输出"都可以直接作为下一个步骤的"输入"，可以批量完成以上所有的8个步骤。这个优点主要是与STATA、SPSS等统计软件相比而言的，STATA和SPSS的统计分析结果是一大串图表或统计量。如果只是一个或少数几个步骤的分析，这种出现一大串结果的批处理更加直观方便。但如果分析中涉及很多模型，而且一些模型需要反复调用前面模型的结果，则R的灵活性会更加凸显。

（5）支持多个数据源导入数据：这些数据包括文本文件、数据库、其他统计软件等。这一点很多其他软件还难以做到。如readLines（）、read.table（）等函数可以导入文本数据，foreign包的read.spss（）可以导入SPSS软件的sav格式数据，foreign包的read.dta（）可以导入STATA软件的dta格式数据等。

（6）更新速度快，包含最新的统计方法和案例：R社区由全球使用者共同维护，基于R包的强扩展性，使用者可高效地为R社区贡献新的方法，提供新颖的统计案例。

第二节　R环境配置

作为一个统计计算和图形的开源软件环境，R在Windows、Mac OS X、UNIX和Linux等操作系统均可安装。R以二进制格式发布，以便于安装。最基本的R软件只有一个编程窗口，对编程没有基础的学生来说不够直观，操作不便。R语言的图形用户界面（graphical user interface，GUI）则可以将许多功能强大的编程工具集成到一个直观、易于学习的界面中。目前比较常用的GUI工具包括Rstudio、Rattle、Red-R、Deducer、RKWard、JGR、R Commander、Tinn-R等。其中Rstudio是最受欢迎的。

RStudio是一款R语言的集成开发环境（IDE），除了作为R语言的GUI外，RStudio还具有调试、可视化等功能，支持纯R脚本、脚本文档混排（Rmarkdown）、脚本文档混排成书（Bookdown）、交互式网络应用（Shiny）等。和 R 一样，RStudio 也是一个开源项目。

安装顺序：先安装 R，再安装 RStudio。R 是 RStudio 的基础，必须先安装 R，再安装 RStudio。即使只使用 RStudio，还是需要首先安装好 R。RStudio 只是辅助使用 R 进行编辑的工具，因为它自身并不附带 R 程序。

1. R 的下载

（1）第一步：登录 R 的官方网站 https：//www.r-project.org/。

（2）第二步：点击左上角 Download 下的 CRAN（The Comprehensive R Archive Network），选择距离你（相对）最近的镜像（Mirror），向下拉找到 China 站点，选择一个镜像点击进入。

（3）第三步：根据操作系统选择对应的安装文件。

如果操作系统为 Windows，点击 "Download R 4.X.X for Windows"（下载 R-4.X.X-win.exe）。

1）如果下载最新版本的 R，点击 base 对应行中的 "install R for the first time"，点击链接 Download R 4.X.X for Windows，开始下载 4.X.X 版本的 R，即 R-4.X.X-win.exe 文件。

2）如果下载历史版本的 R，点击 "Other builds" 栏中的 "Previous releases" 链接，选择对应版本的 R，进行下载。

如果操作系统为（Mac）OS X，点击 "Download R 4.X.X for（Mac）OS X"。

3）如果下载最新版本的 R，在 Latest release 栏中，点击 R-4.X.X.pkg，下载 R-4.X.X.pkg 安装包。

4）如果下载历史版本的 R，在 "Subdirectories" 栏，点击 "old"，可以查看并下载相应的下载文件。

2. R 的安装

Windows 系统安装 R，双击下载好的 exe 安装文件启动安装程序，注意安装需要使用管理员权限。为保证 R 对所有格式字符的正确读取，以及对所有包的正确调用，确保安装路径中不包含中文。

3. RStudio 的下载

RStudio 分为桌面版和服务器版，桌面版可以在单机使用，服务器版可以从浏览器访问供多人使用，两个版本都有免费版和付费版，一般的医学数据挖掘任务，免费的桌面版 RStudio 即可满足需求。以下为免费桌面版 RStudio 的下载方法。

（1）第一步：打开 RStudio 官方网站 "https：//www.rstudio.com/products/rstudio/download/"，点击 "RStudio Desktop Free" 下的 "Download"。

（2）第二步：在网页跳转到下载链接页后，会提示在下载安装 RStudio 之前，首先要安装一定基础版本的 R，例如，安装 RStudio 1.4.X.X 版本，需要安装 R3.0.1 及以上版本。

1）如果下载最新版本 RStudio，可以直接点击官网根据自动检测到的系统推荐的版本。也可以在 "All Installers" 栏，根据对应的系统，自行选择合适的版本。Windows 10/8 系统，点击 RStudio-1.4.XXX.exe 下载，macOS 10.13+，点击 RStudio-1.4.XXX.dmg 下载。

2）如果下载历史版本RStudio，点击"All Installers"栏中的"Older versions of RStudio"，进入"https：//www.rstudio.com/products/rstudio/older-versions/"页面，选择目标版本下载。

4. **RStudio 的安装** 与 R 类似，Windows 系统安装 RStudio，双击下载好的 exe 安装文件启动安装程序，注意安装需要管理员权限。另外，一定要确保安装顺序正确，即先安装 R，后安装 RStudio。

5. **RStudio 工作界面** RStudio 工作界面的基本布局如图 2-1 所示，主要分为 4 个区域。

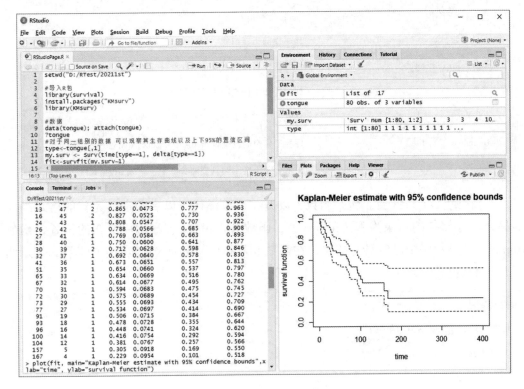

图 2-1 RStudio 工作界面

左上角的脚本编辑器（代码输入区）可以输入、运行代码。

左下角控制台中可以输入代码、查看运行结果。

右上角区域显示环境、历史、连接和教程窗口。其中，环境窗口展示已经被创建的变量和函数，这些函数和变量可以重复使用。历史窗口展示在控制台执行过的表达式。只需双击命令行或选中命令行再单击"To Console"，就可以重复执行之前运行过的命令。

右下角区域显示文件、绘图、包、帮助和浏览器窗口。文件窗口展示了当前文件夹中的文件列表，可以进行：创建新文件夹，删除或重新命名文件夹或文件等操作，此外，可以通过文件窗口创建工作目录、展示当前工作目录等。绘图用来展示R代码生成的图形。包窗口展示所有安装过的拓展包，也可以执行安装包、引用包等操作。

6. 工作空间　工作空间（workspace）是当前 R 的工作环境，储存所有用户定义的对象（如向量、矩阵、函数、数据框、列表、函数等）。当前的工作目录（working directory）是 R 用来读取文件和保存结果的目录。

当一个会话结束时，可以保存工作空间到一个镜像中，并再次载入。

常用的管理工作空间的函数如表2-1所示。

表2-1　常用的管理工作空间的函数

函数	功能
getwd（ ）	显示当前工作目录
setwd（"mydirectory"）	修改工作目录为mydirectory
ls（ ）	列出当前工作空间中的对象
rm（ ）	移除一个或多个对象
save.image（"myfile"）	保存工作空间到文件myfile中（默认.Rdata文件）
load（ ）	读取一个工作空间到当前会话中（默认.Rdata文件）

7. 包的安装与使用　包是函数、数据、预编译代码以一种定义完善的格式组成的集合。存储包的目录为库（library），函数 libPaths（ ）显示库所在的位置，函数 library（ ）显示库中已经具有的包，在函数 library（ ）中加入具体的包的名称，表示调用 / 载用该包。

```
# 安装包
install.packages("survminer")
# 调用包
library(survminer)
# 显示已安装的包
installed.packages()
```

第三节　R 基本数据类型与数据操作

在"数据科学"中，如何存储数据、利用数据进行科学研究的前提是要掌握数据的基本类型、访问方法、处理方法、读取和写入，并对数据开展运算等分析和可视化。因此，本节重点通过具体的医学数据，讲解R语言基础操作。

一、数据概况

本节以MIMIC-Ⅲ ICU临床数据库中的部分示例数据，举例说明R基本数据类型与数据操作。其中，与示例相关的各个数据指标及其含义如表2-2所示。

表2-2 MIMIC-Ⅲ数据指标含义（节选）

指标名称	指标含义
subject_id	患者标识
age	年龄
gender	性别
weight_first	入院前体重
height_first	入院前身高
bmi	身体质量指数BMI
hospital_los_day	住院时长，（adm.dischtime-adm.admittime）/24.0/60.0/60.0
hosp_exp_flag	1/0，在住院期间内死亡为1，否则为0
aline_flag	1/0，患者是否置入动脉导管
aline_time_day	如有动脉导管，入院后第几天置入动脉导管
mort_day	如在ICU内死亡，入ICU到死亡天数
day_28_flag	1/0，患者是否在入ICU后28天后死亡
censor_flag	1/0，mort_day_censored是否经过截尾处理
mort_day_censored	天数（入ICU日至患者死亡）或150天（失访或截尾阈值）
service_unit	入院科室
icu_hour_flag	1/0，患者入ICU的时间7：00~9：00为1，否则为0
icu_los_day	入住ICU的时长，（ie.outtime-co.intime）/24.0/60.0/60.0
icu_exp_flag	1/0，在ICU内死亡为1，否则为0
icustay_intime	患者入住ICU的时间
day_icu_intime	患者入住ICU的时间-日（例如周一）
hour_icu_intime	患者入住ICU的时间-时（24小时制）
icustay_outtime	患者转出ICU的时间
sofa_first	患者通气前的疾病严重程度
map_first	通气前体征-平均动脉压（MAP）

续 表

指标名称	指标含义
hr_first	通气前体征－心率（Heart rate）
temp_first	通气前体征－体温
spo2_first	通气前体征－血氧饱和度（SpO_2）
bun_first	通气前体征－血尿素氮（BUN）
creatinine_first	通气前体征－肌酐（creatinine）
chloride_first	通气前体征－氯（chloride）
hgb_first	通气前体征－血红蛋白（HGB）
platelet_first	通气前体征－血小板（platelet）
potassium_first	通气前体征－钾（potassium）
sodium_first	通气前体征－钠（sodium）
tco2_first	通气前体征－二氧化碳总量（TCO_2）
wbc_first	通气前体征－白细胞（WBC）
chf_flag	1/0，是否有共病－充血性心力衰竭（CHF）
afib_flag	1/0，是否有共病－心房纤颤（AFib）
renal_flag	1/0，是否有共病－肾病
liver_flag	1/0，是否有共病－肝病
copd_flag	1/0，是否有共病－慢性阻塞性肺疾病（COPD）
cad_flag	1/0，是否有共病－冠状动脉性心脏病（CAD）
stroke_flag	1/0，是否有共病－脑卒中
malignancy_flag	1/0，是否有共病－恶性疾病
respfail_flag	1/0，是否有共病－呼吸衰竭（respiratory failure）
endocarditis_flag	1/0，是否有共病－心内膜炎
ards_flag	1/0，是否有共病－急性呼吸窘迫综合征
pneumonia_flag	1/0，是否有共病－肺炎
sedative_flag	1/0，是否用镇定剂
midazolam_flag	1/0，是否用咪达唑仑
fentanyl_flag	1/0，是否用芬太尼
propofol_flag	1/0，是否用丙泊酚

二、数据类型

　　R的数据对象从结构角度来看包括向量、矩阵、数组、数据框、列表（图2-2）。R语言数据结构依据存放类型可分为两类：一类用来存放同类型数据（如整型、字符型、逻辑型等其中的一种类型），称为同质；另一类则是可以用来存放不同类型的数据，可称为异质（表2-3）。其中，向量、矩阵和数组都要求数据类型唯一，为同质类数据，即这些数据中的所有元素只能为同一类型，或者为数值型，或者为字符型，或者为逻辑型，等等。其中，向量是一维数据，类似于Excel表中的某一列数据；矩阵是二维数据，一眼看过去像是平时做的二维表格，在这个表格中，除了行名和列名外，矩阵中的各个元素的数据类型必须统一。数组的维度可以是1到多个。列表和数据框允许其中的元素具有多种数据类型，为异质数据。其中，列表是一维数据，数据框为二维数据，与矩阵相比，数据框看起来更像平时收集电子病历时所用到的Excel表，性别一列、年龄一列、疾病诊断一列，等等。

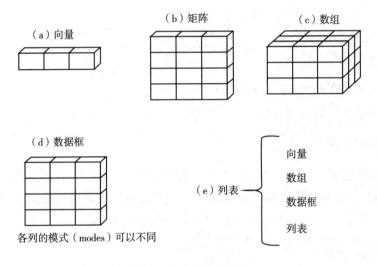

图2-2　R中的数据结构

表2-3　R数据结构分类

维度	同质	异质
一维	向量	列表
二维	矩阵	数据框
多维	数组	

　　1. 向量　向量是用于储存数值型、字符型、逻辑型等数据的一维数据结构，单个向量中的数据必须拥有相同类型。使用函数 c（）来创建向量。R中的向量可以看作Python中具有相同数据结构的非嵌套列表。

（1）创建向量

1）方式一：通过 c（）函数创建向量。

注意：当不同类型的数据使用 c（）函数创建向量时，因为向量的元素都必须是同质的，所以系统会依照字符型（character）、双精度浮点型（double）、整型（integer）、逻辑型（logical）的先后顺序对数据类型进行转换。

2）方式二：基于数据框获取向量。

首先从文件中读入数据，构建数据框，获取的数据框如图 2-3 所示。

subiet_id	hadm_id	icustay_id	age	gender	icustay_intime	day_icu_intime	hour_icu_intime	icu_hour_flag
21789	112486	200019	82.88300405	F	2178/7/8 8:30	wednesday	8	1
61691	109307	200021	60.85244129	M	2114/12/26 20:49	wednesday	20	0
31854	136158	200091	69.71858727	M	2185/8/14 3:45	sunday	3	0
73499	101206	200098	62.36002431	M	2136/3/27 12:00	tuesday	12	1

图 2-3　动脉导管数据样例

```
# 获取数据框
line_data<-read.csv("aline_data.csv",header = T)
# 获取向量 age
age<-aline_data$age
```

（2）访问向量中的元素：在示例的电子病历数据中，age 列为数值型向量，gender 列为字符型向量，icu_hour_flag 为逻辑型向量。可通过标号或者通过表达式访问向量中的元素。注意：R 中的下标（索引）不从 0 开始，而是从 1 开始。

```
# 访问向量中的元素
age[1]
age[-2]
age[age<30]
```

在本例中，"-"代表排除，"-2"代表除了第 2 个元素外的其他元素，"age<30"代表 age 向量中数值小于 30 的所有年龄记录。

2. **矩阵**　矩阵是一个二维数组，每个元素都拥有相同的数据类型（数值型、字符型或逻辑型），即仅能包含一种数据类型。

当维度超过 2 时，建议使用数组；当有多种模式的数据时，可以使用数据框。矩阵与数据框的差别在于数据框不同列的数据类型可以不同。

（1）创建矩阵

1）方式一：通过函数matrix（）构造矩阵。

函数matrix（）是构造矩阵（二维数组）的函数，其构造形式如下。

```
myymatrix <-matrix(vector,nrow=number_of_rows,ncol=number_of_column,
                    byrow=logical_value,dimnames=list(
                    char_vector_rownames,char_vector_colnames))
```

其中vector包含了矩阵的元素，nrow和ncol指行和列的维数，dimnames包含了可选的、以字符型向量表示的行名和列名。选项byrow则表明矩阵应当按行填充（byrow=TRUE）还是按列填充（byrow=FALSE），默认按列填充。

2）方式二：通过as.matrix（）函数将向量或同质数据框或数组转化为矩阵。

```
# 把向量转化为矩阵
survivalTime <-c(68,42,61,19)
rnames <-c("Male","FeMale")# 行名 Gender
cnames <-c("II","III")# 列名 tnm_stage
mymatrix <-matrix(survivalTime,nrow = 2,ncol = 2,byrow = TRUE,dimnames = list(rnames,
cnames))
```

```
# 把 dataframe 转为 matrix
# 获取数据框, 并指定第一列数据为行名
aline_data_sample<-read.csv("aline_matrix_sample.csv",header = T,row.names = 1)
# 把 dataframe 转为 matrix
matrix_aline_sample<-as.matrix(aline_data_sample)
matrix_aline_sample
```

（2）访问矩阵中的元素：可以使用下标和方括号来选择矩阵中的行、列或元素。X［i，］指矩阵X中的第i行；X［，j］指第j列；X［i，j］指第i行第j个元素。选择多行或多列时，下标i和j可为数值型向量。

3. 数组　数组（array）与矩阵类似，但是维度可以大于2。数组中的数据也只能拥有一种模式。

（1）创建数组：R软件可以用array（）函数直接构造数组，其构造形式如下。

```
myarray <-array(vector,dimensions,dimnames)
```

其中vector包含了数组中的数据，dimensions是一个数值型向量，给出了各个维度下标的最大值，而dimnames是可选的、各维度名称标签的列表。

（2）访问数组元素：从数组中选取元素的方式和矩阵相同：例如，myarray［1，2，3］等。

4. 数据框　数据框与矩阵类似，为二维数据，数据框中各列的数据类型可以不同，但是长度必须一样。数据框在生物医学领域数据中用得比较多，是非常重要的一类数据类型。与矩阵不同，数据框不同的列可以是不同的数据类型，并且数据框假定每列是一个变量，每行是一个观测值。

注意：作为数据框变量的向量、因子或矩阵必须具有相同的长度（行数）。

（1）创建数据框

1）方式一：数据框可以用data.frame（）函数生成，其用法与list（）函数相同。data.frame（col1，col2，col3，…），其中列向量col1、col2等可以是任何类型的向量。

2）方式二：从文件中读取数据框。

```
# 从 csv 文件中读取数据框
aline_data<-read.csv("aline_data.csv",header = T,row.names = 1)
# 读取 aline_data 的前 6 行
head(aline_data)
```

3）方式三：矩阵转化为数据框。

矩阵可以转化为数据框，如果原来有列名，那么列名将被改作为数据框的变量名，如果没有列名，那系统会自动为矩阵的各列起一个变量名，如V1、V2、V3。

```
# 矩阵转化为数据框
as.data.frame(matrix_aline_sample)
```

（2）数据框元素访问：可用下标引用数据框，或者通过指定列名引用数据框的指定（多）列。

```
aline_data[,c(1,7,8)]
myvars <-c("age","gender","mort_day_censored")
aline_data[myvars]
```

（3）数据框常用操作

1）添加变量（列）：可以通过赋值的方式直接新增变量，例如，当数据中有身高和体重数据时，可以通过身高和体重，计算BMI（BMI=体重÷身高^2；体重单位：千克，身高单位：米）。

```
# 增加 bmi_computedValue 列
aline_data$bmi_computedValue <-aline_data$weight_first/aline_data$height_first/ aline_
data$height_first
```

2）删除观测值或者变量（行或列）：可以通过指定待删除列名，删除指定列。

```
# 剔除 aline_data 中的 "hr_first""wbc_first" 列
myvars <-names(aline_data)%in% c("hr_first","wbc_first")
newdata <-aline_data[!myvars]
```

3）修改变量（列）：transform函数可以为原数据框添加新的列，改变原变量列的值，还可以通过赋值NULL删除列变量。例如，上例中的删除hr_first和wbc_first列，可以通过下列代码执行。

```
# 剔除 aline_data 中的 "hr_first""wbc_first" 列
aline_data_new <-transform(aline_data,hr_first=NULL,wbc_first=NULL)
```

（4）数据框常用函数：①names（）函数：类似rename（）函数，可以将定义的变量或元素修改名称；可以全部修改，也可以部分修改。②rownames（）函数：修改数据框/矩阵的行名。③colname（）函数：修改数据框/矩阵的列名。④attach（）函数：用$符号访问对象不是非常的方便，如aline_data$age。attach（）函数可以使数据框或者列表的分量通过它们的名字直接调用。而且这种调用是暂时性的，不需要每次都显式地引用数据框/列表名字。对应的解除调用函数为detach（）函数。

5. 列表　列表是一种特别的对象集合，它的元素也由序号（下标）区分，但是各元素的类型可以是任意对象，不同元素不必是同一类型。元素本身允许是其他复杂数据类型，比如，列表的一个元素也允许是列表。

（1）创建列表：使用list（）函数就可以初始化一个列表。

（2）引用列表：不同于向量，列表每次只能引用一个元素，如mylist［［1：2］］的用法是不允许的。"列表名［下标］"或"列表名［下标范围］"的用法也是合法的，但其意义与用两重括号的记法完全不同，两重记号取出列表的一个元素，结果与该元素类型相同，如果使用一重括号，则结果是列表的一个子列表（结果类型仍为列表）。

在定义列表时如果指定了元素的名字（如mylist中的name，age，indicators），则引用列表元素还可以用它的名字作为下标，格式为"列表名［［"元素名"］］"。

6. 因子　因子（factor）是R语言中许多强大运算的基础。因子的设计思想来源于统计学中的名义变量（normal variables），或称之为分类变量（categorical variables），这种变量的值本质上不是数字，而是对应分类，例如，不同的疾病种类，乳腺癌、结肠癌、胃癌等，或者疾病不同的发展阶段，初期、中期、晚期等。无序类别变量和有序类别变量在 R 中称为因子（factor），取离散值，可以用数值或者字符型代表，其具体数值没有加减乘除的意义，不用来计算而只能用来分类或者计数。

在 R 语言中，因子可以简单地看作一个附加了更多信息的向量，主要包括向量中不同值的记录：水平（level）。因子的水平默认依字母顺序创建，而按默认字母顺序排序的因子很少能够让人满意，所以可以通过 levels 选项来覆盖默认排序。levels 用来指定因子可能的水平（缺省值是向量 x 中互异的值），表示这组离散值；labels 用来指定水平的名字；exclude 表示从向量 x 中剔除的水平值；ordered 是一个逻辑型选项，用来指定因子的水平是否有次序。

（1）创建因子

status<-c(" 较差 "," 改善 "," 稳定 "," 较差 ")
 # 将编码为 (2,1,3,2), 并在内部将这关联为 1= 改善 ,2= 较差 ,3= 稳定。
status<-factor(status,ordered=TRUE)
 # 指定各水平的排序为 1= 较差 ,2= 改善 ,3= 稳定。
status<-factor(status,order=TRUE,levels=c(" 较差 "," 改善 "," 稳定 "))

（2）常用函数：①tapply（）：将向量分割为组，然后针对每个组应用指定的函数。②split（）：将向量分割为组。③by（）：与 tapply（）的运作方式类似，区别在于 by（）应用于对象而不仅仅是向量，例如，应用于矩阵，可支持回归分析等操作。

 # 通过 by() 开展回归分析。
by(aline_data,aline_data$gender,function(m)lm(m[,2]~m[,3]))

三、常用数据操作

R 内置很多数学函数、逻辑操作符，以及处理对象的函数。本节概况性地介绍这些函数，并详细介绍字符串操作函数。

1. **算数操作符**　算数操作符也称为算术运算符。运算符是一个符号，通知编译器执行特定的数学或逻辑操作。R 语言具有丰富的内置运算符。在 R 语言中，向量可以通过算数操作符进行相应的操作（表 2-4）。R 语言表面上没有标量的类型，因为标量可以看作含有一个元素的向量。

表2-4　R的算术操作符及其含义

操作符	操作符含义
+	Addition　加法
-	Subtraction　减法
*	Multiplication　乘法
/	Division 除法
^ or **	Exponentiation 幂运算
x %% y	modulus（x mod y）5%%2 is 1 取余
x %/% y	integer division 5%/%2 is 2 整除

2. 逻辑操作符　逻辑操作符（表 2-5），也称为关系运算符，将第一个向量的元素与第二个向量的相应元素进行比较，比较的结果是布尔值向量。逻辑值 TRUE 和 FALSE 可以缩写为 T 和 F（两者都必须大写），而在算术表达式中，它们会转换为 1 和 0。

表2-5　R的逻辑操作符及其含义

操作符	操作符含义
<	小于
<=	小于等于
>	大于
>=	大于等于
==	等于
! =	不等于
! x	Not x 非
x	y	x OR y 或
x & y	x AND y 与
isTRUE（x）	确定 x 是否为 TRUE

3. 常用处理对象的函数　本节重点介绍 R 语言中常用处理对象的函数，具体如表 2-6 所示。

表2-6　常用处理对象的函数

函数	用途
length（object）	显示对象中元素的数量
dim（object）	显示对象的维度
str（object）	显示对象的结构
class（object）	显示对象的类
names（object）	显示对象各成分的名称
c（object，object，…）	将对象合并入一个对象
cbind（object）	按列合并对象
rbind（object）	按行合并对象
head（object）	列出某个对象的开始部分
tail（object）	列出某个对象的最后部分
ls（）	显示当前的对象列表
rm（object，object，…）	删除一个或多个对象

　　尽管 R 是一门以数值向量和矩阵为核心的统计语言，但字符串同样极为重要。电子病历中存在大量以字符串形式存在的数据，包括出生日期、疾病种类、住院科室、既往病史等。因此，本节将重点介绍 R 中的有代表性的字符串操作函数，包括匹配、分割、拼接、替换、提取等。

　　grep（pattern，x）：pattern 代表子字符串模板，x 代表字符串向量。grep（）函数返回长度不超过 x 长度的向量，向量中的元素为 x 与字符串模板 pattern 匹配的元素对应的索引。如果没有匹配 pattern 的元素，则返回一个空向量。

　　nchar（）函数返回字符串 x 的长度。

　　paste（）函数把若干个字符串拼接起来，返回一个长字符串，默认字符串之间用空格连接。

　　paste（...，sep = " "，collapse = NULL）

　　...：一个或者多个 R 对象，该对象需转换为字符向量。如果是字符串，则所有字符串拼接在一起，如果是字符串向量，则匹配。

　　sep：分割字符串，表示拼接的方式。

　　collapse：表示将一个字符串向量折叠在一起成为一个字符串。

　　paste 和 paste0 之间的区别是拼接的字符之间是否带有空格。

```
#input data
DRUGS <-c(A,B,C,D,E)
DOSEAGES <-c(10,20,30,40,50)
# sep 默认为空格
paste(DRUGS,DOSEAGES)   # 显示 "A 10" "B 20" "C 30" "D 40" "E 50"
# sep 设置为 "_"
paste(DRUGS,DOSEAGES,sep = "_")# 显示 "A_10" "B_20" "C_30" "D_40" "E_50"
# collapse 设置后 , 将一个对象的各个元素连接成一个字符串。
paste(DRUGS,collapse = '.')   # 显示 "A.B.C.D.E"
```

sprintf（）表示字符串打印，按一定格式把若干个组件组合成字符串，主要用于提示实验进程并打印中间结果。

例如，可以在循环语句中，通过 sprintf（）函数打印循环到第几次，并打印关心的指标等信息。

```
# i 代表第 i 次循环 ,p 代表模型准确率 0.78324
i<-2
sprint(" The %d round has a precision of %.5f",i,p)
# 最后得到的字符串是 The 2 round has a precision of 0.78324。
```

4. 编程结构　常用的控制语句包括 for 和 while 循环语句，以及 if⋯else 条件语句。前者主要用于循环操作，后者主要用于基于条件的检查判定。本节重点介绍 R 语言编程的主要结构：循环结构、条件结构和函数。

（1）循环结构：最常用的循环结构是 for 循环，for 循环的向量不一定是连续型的，也可以是任意向量。

```
# for 循环示例 , 打印 aline_data 的前 10 行 , 特定列
# for(var in seq)statement
for(i in 1:(nrow(aline_data)%/%1000)){
    print(paste("i:",i))
    print("###age###mort_day_censored###")
    print(as.character(aline_data$age [i]))
    print(aline_data$mort_day_censored[i])
}
```

```
# While 循环示例
# while(cond)statement

i<-nrow(aline_data)%/%1000
while(i>0){
    print(paste("i:",i))
    print("###age###mort_day_censored###")
    print(as.character(aline_data$age [i]))
    print(aline_data$mort_day_censored[i])
    i<-i-1
}
```

　　在 while 循环结构中，要尤其注意循环条件的设定，不要因为循环条件的设定导致循环不停迭代，从而陷入"死循环"。在本例中，循环体中的 i<-i-1 语句，表示每循环一次，当前的循环 index 自减一次。

　　（2）条件结构：在电子病历中，常常会遇到定量指标到定性指标的转换问题。例如，有了患者的收缩压和舒张压，可以对患者是否患有高血压作出判断，这个功能可以通过分支结构来实现（表2-7）。

表 2-7　高血压诊断标准（AHA）

类别	收缩压/mmHg	逻辑操作	舒张压/mmHg
正常	低于120	AND	低于80
高血压前期	120~139	OR	80~89
1级高血压	140~159	OR	90~99
2级高血压	高于160	OR	高于100
高血压危象	高于180	OR	高于110

```
# 分支结构示例
# if(cond)statement else statement
systolic <-110
diastolic <-70
if(systolic < 120 & diastolic < 80){
```

```
   print("Normal")
} else {
 print("Abnormal")
 }
```

可以通过向量化if语句，加速代码的运行，即，将if…else语句，重写为ifelse（）语句。例如，上例可转换为

```
ifelse(systolic<120&diastolic<80,"Normal","abnormal")
```

此外，ifelse（）可以通过嵌套ifelse语句，实现多重分支结构。

```
ifelse(systolic<120,ifelse(diastolic<80,"Normal","Abnormal"),"Abnormal")
```

（3）函数：R内置了很多数学函数，包括exp（）, log（）, log10（）, sqrt（）, abs（）, sin（）, cos（）, min（）, max（）, which.min（）, which.max（）, pmin（）, pmax（）, sum（）, prod（）等。同时，可以自定义函数：function.name <-function（argument）function body。

```
# 定义函数
# function.name <-function(argument)function body
func_printMort <-function(times,mean_mort){
   for(i in 1:times){
      print(paste("i:",i))
      print("###age###mort_day_censored###")
      print(as.character(aline_data$age [i]))
      print(aline_data$mort_day_censored[i])
      mean_mort<-mean_mort+aline_data$mort_day_censored[i]
   }
   return(mean_mort/times)
}
```

```
# 引用函数
mean_mort<-func_printMort(5,0)
mean_mort
```

本例通过显式地调用return（），把一个值返回给主调函数。如果不使用return（），默认将把最后执行的语句的值作为返回值。

第四节 绘图基础

R中主要有两大底层图形系统：一是基础图形系统；二是grid图形系统。基础绘图函数由graphics包提供，ggplot2包基于grid图形系统构建，二者各有自己独特的语法。本节介绍R基础绘图包的基本功能，并介绍ggplot2高级绘图包的基本功能。

一、基础图形系统

R基础图形的范例，可以通过 R绘图网站直观地学习（https：//www.r-graph-gallery.com/）。其中包含分布类型（distribution）、相关性（correlation）、排序（ranking）、整体与局部（part of a whole）、演变（evolution）、地图（map）、流图（flow）的绘制范例（图2-4）。

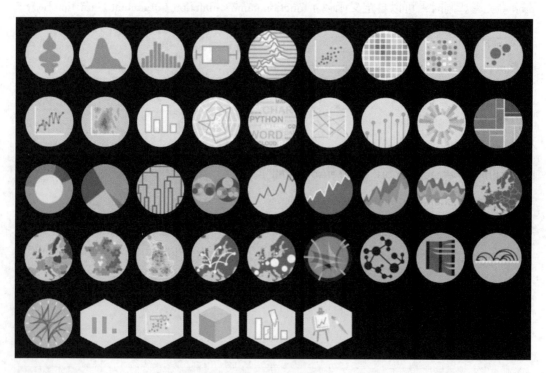

图2-4　R基础图形面板

以小提琴图为例，通过引用vioplot包，即可绘制出3种不同治疗方式A、B、C治疗效果的小提琴图（图2-5）。

```
# 引用 vioplot 包
library(vioplot)
# 创建数据
treatment <-c(rep("A",40),rep("B",40),rep("C",40))
value <-c(sample(2:5,40,replace=T),sample(c(1:5,12:17),40,replace=T),sample(1:7,40,replac
e=T))
data <-data.frame(treatment,value)


# 绘图
with(data,vioplot(
    value[treatment=="A"],value[treatment=="B"],value[treatment=="C"],
    col=rgb(0.1,0.4,0.7,0.7),names=c("A","B","C")
))
```

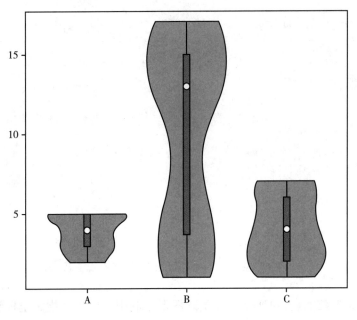

图2-5　药物疗效比较小提琴图

基础图形系统的核心是plot（ ）函数：

```
plot(x,y = NULL,type = "p",xlim = NULL,ylim = NULL,

    log = "",main = NULL,sub = NULL,xlab = NULL,ylab = NULL,

    ann = par("ann"),axes = TRUE,frame.plot = axes,

    panel.first = NULL,panel.last = NULL,asp = NA,

    xgap.axis = NA,ygap.axis = NA)
```

以下将介绍基础图形绘制的图形参数所代表的含义，包括符号和线条、文本、颜色、坐标轴和图例。

符号和线条：相关参数如表2-8所示，pch代表绘制点时使用的符号，lty代表线条类型，参数代表的图像元素如图2-6所示。

表2-8　符号和线条相关参数

参数	描述
pch	绘制点时使用的符号
cex	符号的大小
lty	线条类型
lwd	线条宽度

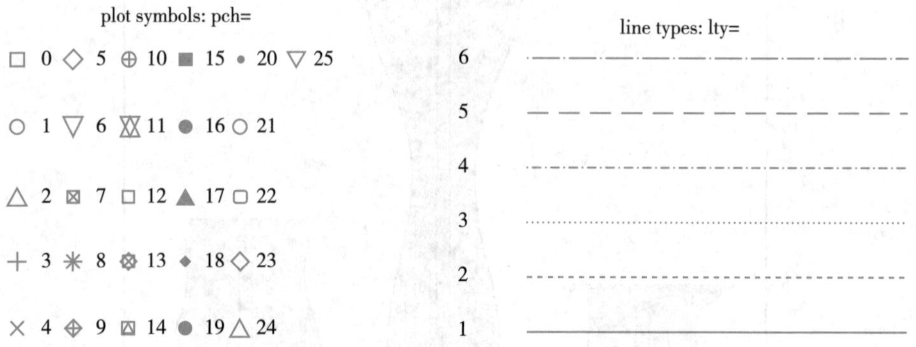

图2-6　pch参数和lty参数

颜色：相关参数如表2-9所示，在基础图形绘制中，可具体指定坐标轴刻度文字颜色、坐标轴标签颜色、标题/副标题颜色，图形前景色和背景色等。

文本：基础图形绘制中，文本的尺寸主要基于cex参数来指定，cex指相对于默认大小缩放倍数的数值，如表2-10所示。

以下示例为一个基础图形绘制过程中，通过改变绘制点时使用的符号pch、线条类型lty及绘图颜色col所产生的不同展示效果，如图2-7（a）、图2-7（b）所示。

表2-9　颜色相关参数

参数	描述
col	默认的绘图颜色
col.axis	坐标轴刻度文字颜色
col.lab	坐标轴标签的颜色
col.main	标题颜色
col.sub	副标题颜色
fg	图形前景色
bg	图形背景色

表2-10　文本相关参数

参数	描述
cex	相对于默认大小缩放倍数的数值
cex.axis	坐标轴刻度文字的缩放倍数
cex.lab	坐标轴标签的缩放倍数
cex.main	标题的缩放倍数
cex.sub	副标题的缩放倍数

```
# 输入数据
dose <-c(20,30,40,45,60)
drugA <-c(16,20,27,40,60)
drugB <-c(15,18,25,31,40)
# 生成一个可以修改的当前图形参数列表，用于更改当前图形参数
opar <-par(no.readonly = TRUE)
# 设置图形参数
par(pin = c(2,3))
par(lwd = 2,cex = 1.5)
par(cex.axis = 0.75,font.axis = 3)
# 绘制图形
plot(dose,drugA,type = "b",pch = 19,lty = 2,col = "red")
plot(dose,drugB,type = "b",pch = 23,lty = 6,col = "blue",
     bg = "green")
# 还原原始设置
par(opar)
```

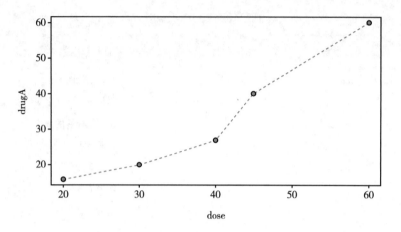

图 2-7（a）plot 对应图形展示

plot（dose，drugA，type = "b"，pch = 19，lty = 2，col = "red"）

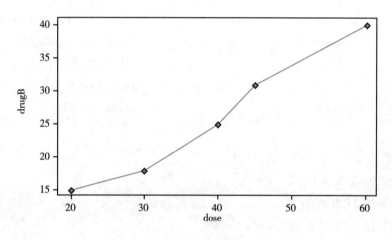

图 2-7（b）plot 对应图形展示

plot（dose，drugB，type = "b"，pch = 23，lty = 6，col = "blue"，bg = "green"）

改变图的标题、文本、自定义坐标轴和图例（图 2-8）：

```
# plot a graph with title,subtitle and lables
plot(dose,drugA,type = "b",col = "red",lty = 2,
        pch = 2,lwd = 2,
        main = "Clinical Trials for Drug A",
        sub = "This is hypothetical data",
        xlab = "Dosage",ylab = "Drug Response",
        xlim = c(0,60),ylim = c(0,70))
```

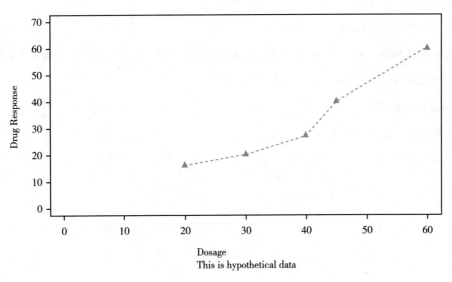

图2-8 改变图的标题、文本、自定义坐标轴和图例示例

自定义坐标轴：使用 axis（）函数来增加坐标轴（图2-9），axis（side, at =, labels =, lty =，col =，las =，tck =，...），具体相关参数如表2-11所示。

表2-11 坐标轴相关参数

选项	描述
side	整数，（1=下，2=左，3=上，4=右）
at	数值型向量，需要绘制刻度线的位置
labels	字符向量，置于刻度线旁的文字标签
pos	坐标轴线绘制位置的坐标（即与另一条坐标轴相交位置的值）
lty	线条类型
col	线条和刻度颜色
las	标签是否平行于（=0）或垂直于（=2）坐标轴
tck	刻度线的长度，以相对于绘图区域的大小的分数表示（负值，图形外侧；正值，图形内侧；0，禁用刻度；1，绘制网格线；default，–0.01）

```
x <-c(1:10)

y <-x

z <-10/x

opar <-par(no.readonly = TRUE)

par(mar = c(5,4,4,8)+ 0.1)

plot(x,y,type = "b",pch = 21,col = "red",yaxt = "n",lty = 3,ann = FALSE)
```

```
lines(x,z,type = "b",pch = 22,col = "blue",lty = 2)

axis(2,at = x,labels = x,col.axis = "red",las = 2)

axis(4,at = z,labels = round(z,digits = 2),col.axis = "blue",las = 2,cex.axis = 0.7,tck =-0.01)

mtext("y=1/x",side = 4,line = 3,cex.lab = 1,las = 2,
        col = "blue")

title(" 创建坐标轴示例 ",xlab = " X 值 ",
        ylab = "Y=X")

par(opar)
```

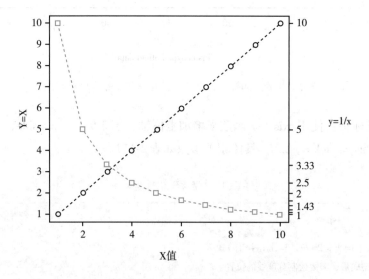

图 2-9　创建坐标轴示例

二、ggplot2 绘图

ggplot2是用于绘图的R语言扩展包，其理念根植于 *Grammar of Graphics* 一书。它将绘图视为一种映射，即从数学空间映射到图形元素空间。例如，将不同的数值映射到不同的色彩或透明度。该绘图包的特点在于并不去定义具体的图形（如直方图、散点图），而是定义各种底层组件（如线条、方块）来合成复杂的图形，这使它能以非常简洁的函数构建各类图形，而且默认条件下的绘图品质就能达到出版要求。可以用一个简单的公式概括ggplot2包中图的构成：

plot（图）= data（数据集）+ aesthetics（美学映射）+ geometry（几何对象）

ggplot2包中的基本概念包括：

（1）数据（data）和映射（mapping）：将数据中的变量映射到图形属性。

（2）标度（scale）：负责控制映射后图形属性的显示方式。

（3）几何对象（geometric）：代表在图中实际看到的图形元素，例如，点、线、多边形等。

（4）统计变换（statistics）：对原始数据进行某种计算，例如，给二元散点图加上一条回归线。

（5）坐标系（coordinate）：控制坐标轴并影响所有图形元素，坐标轴可以进行变换以满足不同的需要。

（6）图层（layer）：图层可以允许用户一步步的构建图形，方便单独对图层进行修改、增加统计量，甚至改动数据。

（7）分面（facet）：控制分组绘图的方法和排列形式。

ggplot2使用图层将各种图形元素逐步添加组合，从而形成最终结果。第一层必须是原始数据层，其中data参数控制数据来源，注意数据形式只能是数据框格式。aes参数控制了对哪些变量进行图形映射，以及映射方式，aes是aesthetic的缩写。

连续变量可以添加的图层：面积图geom_area（）、密度图geom_density（）、点图geom_dotplot（）、频率多边图geom_freqpoly（）、直方图geom_histogram（）、经验累积密度图stat_ecdf（）和QQ图stat_qq（）。

离散变量可添加的图层：条形图geom_bar（）。

两个变量x、y皆连续可添加的图层：geom_point（）散点图、geom_smooth（）平滑线、geom_quantile（）分位线、geom_rug（）边际地毯线、geom_jitter（）避免重叠和geom_text（）添加文本注释。

本节基于电子病历数据，构建了两个范例。其中，修改ggplot绘图主题设置如图2-10所示，参数size代表字体大小，face代表字体风格，colour代表文字颜色，vjust代表纵向对齐，hjust代表横向对齐，angle代表旋转角度，lineheight代表行间距倍数。其中，hjust控制水平对齐，vjust控制垂直对齐，取值在0~1之间，当vjust取值为–1时，代表文本元素在图的上方。为数据列添加数据标签如图2-11所示。

```
eg_bar<-ggplot(aline_data,aes(x=factor(service_unit)))+

    geom_bar(stat="count",fill="lightblue",colour="lightblue")+

    labs(title=" 不同科室入院数统计 ")+

    xlab(" 科室 ")+ylab(" 入院数 ")
# 标题主题设置 , 字体大小 size, 字体风格 face, 文字颜色 colour, 纵向对齐 vjust, 横向对齐 hjust, 旋转角度 angle, 行间距倍数 lineheight

eg_bar+

theme(plot.title=element_text(size=16,face="bold.italic",colour="red",vjust=
-1.0,hjust=0.5))
```

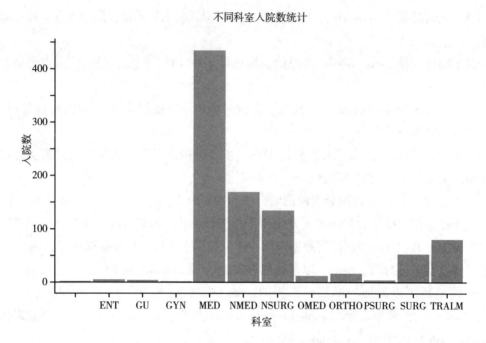

图 2-10　修改 ggplot 绘图主题设置

添加数据标签
```
eg_bar+geom_text(aes(label=as.character(..count..)),stat="count",vjust=-0.5)
```

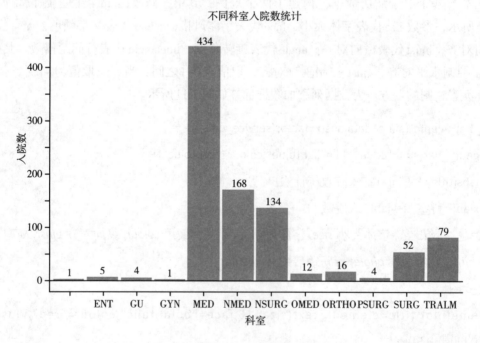

图 2-11　添加 ggplot 绘图数据标签

本 | 章 | 小 | 结

　　本章系统地介绍了 R 语言、R 环境配置、R 基本数据类型与数据操作，以及 R 绘图。
要求掌握的内容：熟悉 R 的基本数据类型、掌握访问数据元素的各种方法，重点掌握通
过标号访问的方法、掌握常用处理数据对象的函数、掌握 csv 文件的读取与写入、掌握
分支结构、循环结构和函数的写法、熟悉基本绘图参数，了解 ggplot2 绘图。下面是本章
用到的一些重要函数和功能，如表 2-12 所示。

表 2-12　本章用到的重要函数及功能

函数	功能
getwd（）	显示当前工作目录
setwd（"mydirectory"）	修改工作目录为 mydirectory
ls（）	列出当前工作空间中的对象
save.image（"myfile"）	保存工作空间到文件 myfile 中（默认 .Rdata 文件）
load（）	读取一个工作空间到当前会话中（默认 .Rdata 文件）
read.csv（）	读取本地表格 CSV 分隔的文件
write.csv（）	存储本地表格 CSV 分隔的文件
install.packages（）	安装包
library（）	载入包
plot（）	绘图
ggplot（）	ggplot 绘图
length（object）	显示对象中元素的数量
dim（object）	显示对象的维度
str（object）	显示对象的结构
class（object）	显示对象的类
names（object）	显示对象各成分的名称
c（object，object，…）	将对象合并入一个对象
cbind（object）	按列合并对象
rbind（object）	按行合并对象
head（object）	列出某个对象的开始部分
tail（object）	列出某个对象的最后部分
ls（）	显示当前的对象列表
rm（object，object，…）	删除一个或多个对象

? 思考题

1. R 语言的特性有哪些？
2. 安装和加载包的命令分别是什么？
3. 从结构角度来划分，R 的数据对象有哪些？分别举例说明 R 不同数据对象的操作函数。

第三章 数据获取与数据清洗技术

学习目标

● 掌握 缺失值的识别与处理；异常值的识别与处理。
● 熟悉 R语言的各种数据采集与数据获取方式。
● 了解 基本的数据变换方法。

在第二章中，学习了R语言的基本数据类型和数据操作方法，从本章开始，将运用前面掌握的R语言基础，开展数据分析的实践与探索。首先，将讨论多种将数据导入到R中的方法，包括本地数据文件获取，网页和其他数据库来源的数据采集。无论在什么时候分析数据，首先要做的事情就是数据的采集和获取。此外，干净整洁的数据是后续进行研究和分析的基础。数据科学家们会花费大量的时间来清理数据，甚至，这个环节所花费的时间会占据整个数据分析过程的50%~80%。本章将介绍基于R语言的常用数据清洗方法，包括缺失值的识别和处理、异常值的识别和处理，以及基本的数据变换。

第一节 基于R的数据采集与数据获取

将多样化的生物医学数据导入到计算机中进行分析，再将结果导出到其他系统中进行报告撰写，可能比数据挖掘本身需要花费的时间要多得多。R语言提供了多种从不同数据源，如键盘、文本、电子表格、数据库、专业统计软件等，进行数据导入和导出的工具。此外，有一些R语言包还支持从Java、perl和python等语言开发的功能直接与R代码的集成，从而实现不同语言工具之间的灵活转换。基于R语言的数据获取方式主要取决于不同的数据类型。在生物医学数据中，大部分结构化的电子病历数据、大型队列生物样本的临床检验信息、实验过程中的统计指标等，常以固定分隔符的文件存储（如电子表格、文本文档等）；医学文献数据通常以XML格式存储。针对不同数据存储格式，R语言采用不同的读取函数进行信息获取。带分隔符的文本文件导入、Excel数据导入、网页抓取数据、数据库管理系统访问、使用键盘输入等，是几种常见的基于R语言的生物医学数据采集和数据获取方式（图3-1）。

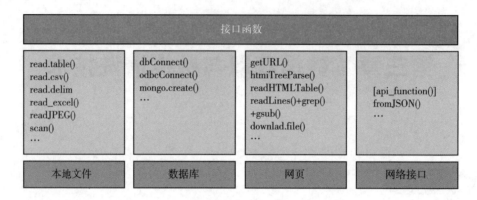

图3-1   R语言常见的数据读取方式汇总

一、带分隔符的文本文件数据获取

文本文件是常用的计算机文件，函数read.table（）可以从带分隔符的文本文件中获取数据，并返回一个数据框。例如，该函数可以读入一个矩形表格格式的文件并将其保存为一个数据框，具体的语法如下。

```
read.table(file,header = FALSE,sep = "",quote = "\"",

        dec = ".",numerals = c("allow.loss","warn.loss","no.loss"),

        row.names,col.names,as.is = !stringsAsFactors,

        na.strings = "NA",colClasses = NA,nrows =-1,

        skip = 0,check.names = TRUE,fill = !blank.lines.skip,

        strip.white = FALSE,blank.lines.skip = TRUE,

        comment.char = "#",

        allowEscapes = FALSE,flush = FALSE,

        stringsAsFactors = default.stringsAsFactors(),

        fileEncoding = "",encoding = "unknown",text,skipNul = FALSE)
```

其中，主要的参数file是一个带分隔符的文本文件名称，header是一个表明首行是否包含了变量名的逻辑值（TRUE或者FALSE），sep用来指定分隔数据的分隔符（例如，逗号、空格符、制表符、单/双引号等），row.names是一个可选参数，用以指定一个或多个表示行标识符的变量，stringsAsFactors表示是否将字符型变量转换为因子，quote用于指定包围字符型变量的符号（表3-1）。函数read.table（）可以将一个或多个空格、tab制表符、换行符或回车符作为分隔符，通过调整参数sep，可以导入采用不同符号分隔行内数据的文件。colClasses参数的设置可以为每一列指定一个数据类型（例如，逻辑型、数值型、字符型、因子等）。值得注意的是，处理含中文数据的文件时，需要设置 encoding 参数为 UTF-8，而对于含有引号的字符型数据文件的读取，需要特别注意设置 quote 参数。

表 3-1　函数 read.table（）的主要参数说明

参数	使用说明
header	逻辑值，反映文件第一行是否包含变量名。若第一行要比数据列的数量少一列，则 header 设置为 TRUE
sep	文件中数据分隔符，默认为空白符（空格、制表符、换行符）
dec	数据中的小数点表示
quote	用于包围字符型变量的符号，读入后自动将其剔除，默认为双写单引号或双写双引号
row.names	指定行名，也可以以向量的形式赋值实际的行名。在数据文件中有行头且首行的字段名比数据列少一个的情况下，数据文件中第 1 列将被视为行名称，除此情况外，在没有给定具体参数时，读取的行名将会自动编号
col.names	设置列名称，可以替换首行里面的列名称（如果存在的话）

　　针对不同的文件分隔符设置和数据撰写习惯，函数 read.table（）衍生出了其他读取固定分隔符文件的函数。例如，函数 read.csv（）和 函数 read.delim（）分别是函数 read.table （）设定相关参数以符合英语语系本地系统中电子表格导出的 csv 和制表符分割的文件。这两个函数对应的变种函数 read.csv2（）和函数 read.delim2（）是针对以逗号作为小数点的国家设计的。在接下来的示例中，将读取一个来自 R 自带数据集的瑞士生育率相关数据，数据以不同的文件格式存储。读取本地文件，注意设置文件路径或工作目录。

```
# 函数 read.table()
table_example<-read.table("example_read.txt",header=T,row.names=1,sep = "\t",quote = "")
print(head(table_example))

table_example_1<-read.table("example_read.csv",header=T,row.names=1,col.names=c("Fe",
"Ag","Ex","Ed","Ca","In"),sep = ",",skip=5,quote = "")
print(head(table_example))

# 函数 read.csv() 和 函数 read.delim() 为 函数 read.table() 设定改变默认参数的形式
txt_example<-read.delim("example_read.txt")
csv_example<-read.csv("example_read.csv")
print(head(txt_example))
write.table(csv_example[1:3],file="select_csv_example.csv",sep=",")
```

　　示例数据的部分变量中含有单引号的字符串类型元素，因此，在数据读取的时候需要设置 quote 参数，以确保行列数据的正确读取。所有读取进来的数据，都是以数据框的形式存储。需要补充的是，函数 read.table（）实际上是调用了函数 scan（）来进行数据读取的，之后再对读取结果进行处理。当读取的数据量比较大时，可以直接使用 scan 函数来提高读取效率。运行下面的示例代码可以发现，对于生成的这个大的数据矩阵，函数 scan（）的读取速度比函数 read.table（）更高效。

```
write.table(matrix(rnorm(200*10000),200),file="matrix.dat",row.names=F,col.names=F)
A<-as.matrix(read.table("matrix.dat"))
A<-matrix(scan("matrix.dat",n = 200*10000),200,2000,byrow = TRUE)
```

二、Excel 数据获取

　　读取 Excel 文件最简单的方式，就是在 Excel 中将其导出为一个用逗号分隔的 csv 文件，再使用函数 read.table（）将其导入 R 中，这是一种比较高效的方式。但是很多 Excel 数据的格式并不规范，且部分表格可能存在多个子表，一个个转为 csv 格式不太现实，需要直接读取 Excel 数据。R 语言中的 RODBC、xlsx、openxlsx、readxl 包提供了一系列读取 Excel 数据的函数。例如，在 Windows 系统中，可以借助 RODBC 包访问 Excel 文件。首先，需要下载并安装 RODBC 包，之后再进行数据的导入，具体语法如下。

```
install.packages("RODBC")
    library(RODBC)
    channel<-odbcConnectExcel("myfile.xls")
    mydataframe<-sqlFetch(channel,"mysheet")
    odbcClose(channel)
```

　　其中 myfile.xls 是 Excel 文件的名称，mysheet 是要从这个工作簿中读取工作表的名称，channel 是函数 odbcConnectExcel（）返回的 RODBC 连接对象，mydataframe 是最终返回的数据框。这里，函数 odbcConnectExcel（）适用于 32 位机器（对应 2003 版 office），函数 odbcConnectExcel2007（）适用于 64 位机器（对应 2007 版 office）。这种 Excel 数据读取方式存在的问题是，需要表格文件的数据格式必须是统一的，否则会返回空值。此外，对于子表数据的读取，必须知道确切的子表名称。

　　readxl 包中的函数 read_excel（），可用于读取 .xls 及 .xlsx 格式的文件。相对而言，这种数据读取的效率会比较低，不适合大数据量的文件读取。下面的示例中，采用函数 read_excel（）读取疟疾死亡率的表格文件数据，并获取其中名称为 example_read_sub 的子表。

```
# 下载 readxl 包 , 用 read_excel 函数读取
install.packages("readxl")
library(readxl)
xls_example<-read_excel("example_read.xls")
xlsx_example_1<-read_excel("example_read.xlsx",col_names=TRUE,sheet="example_read_sub")
```

三、XML 数据获取

XML是一种可扩展标记语言，它被设计用来传输和存储数据，是各种应用程序之间进行数据传输的常用工具。例如，大量生物医学文献数据是以XML格式存储的，可以将其读取并保存为R语言的数据结构来做进一步的分析。

针对XML格式数据，利用R语言的XML包可以对数据进行导入与处理。XML包里面的函数xmlParse（）可以对数据进行解析，并存储成列表结构，函数xmlRoot（）可以帮助找到XML文档的根节点。此外，可以构建Xpath表达式来查询文档中部分位置的信息。XPath表达式作为一种查询标记语言的方法，可以把它理解为类似SQL的东西。简单来说，XPath表达式就是选取XML或者HTML文件中节点的方法，这里的节点，通常是指XML/HTML文档中的元素。下面的示例中，用XML包中的相关函数对生物医学文献进行了数据读取，分别采用数据解析和按节点查找的方式，提取该文献的标题信息。

```
# 1 Install XML library
install.packages("XML")
library(XML)


# 2 Access corresponding data
xmlDoc<-xmlParse("PMC4343283.xml",encoding="UTF-8")
# 数据解析
lst<-xmlToList(xmlDoc)
article_title<-lst$front$`article-meta`$`title-group`$`article-title`
# 打印查找到的文献题目
print(article_title)


# 将文件按照节点呈现
root<-xmlRoot(xmlDoc)
article_title_2<-root[[2]][[2]][[6]][[1]][[1]]
print(article_title_2)
```

四、网页数据获取

对于复杂网页数据的获取，可以通过函数readLines（）下载网页数据，然后使用grep（）和gsub（）一类的函数进行处理。对于结构复杂的网页，可以使用RCurl包和XML包来提取其中的信息。这些函数都使用正则表达式的规则进行匹配，比较简单易用，但有时候也会存在解析错误。

此外，从网站提供的API来批量获取数据，也是常用的生物医学数据获取方式。目前，R语言的CRAN上有着庞大数量的医学分析相关R包，例如，哈佛大学医学院的Bioconductor项目中有很多生物信息学分析相关的包和数据资源，针对癌症基因组图谱计划（TCGA）数据及其分析，目前也产生了很多的数据平台。下面的示例中，通过API获取一个肿瘤基因组数据在线分析和探索网络应用平台（cBioPortal）中存储的TCGA数据，筛选其中的膀胱尿路上皮癌研究项目中的患者临床数据，并将结果保存成本地csv文件。

```
# 1. Install TCGAretriever
install.packages("TCGAretriever")
library(TCGAretriever)
# 2. data retriever
get_cancer_studies()# 获取平台收集的 TCGA 相关研究信息
get_case_lists(csid="blca_tcga")# 汇总膀胱尿路上皮癌样本
df <-get_clinical_data("blca_tcga_all")# 具体项目下的样本临床信息
# 3. output
write.csv(df,file="blca_tcga_all.csv")
```

五、其他数据源

R语言还有其他的数据源获取方式。例如，R语言提供了很多的基本数据集，前面读取的瑞士生育率相关数据集就来自R语言自带的数据集swiss。可以通过以下命令浏览所有自带的基本数据集。

```
data(package='datasets')
```

对于SPSS、SAS等统计软件中的数据集，可以通过foreign包中的函数read.spss（）导入到R中，也可以使用Hmisc包中的函数spss.get（）获取。对于SAS数据集中的数据获取，可以使用foreign包中的函数read.ssd（）和Hmisc包中的函数sas.get（）。对于键盘数据的输入，可以通过设置函数read.table（）中的clipboard参数。此外，RODBC包除了用于Excel数据的读取之外，也可以实现数据库中的数据访问，它可以允许R连接到任意一种拥有ODBC驱动的数据库。对数据框中的数据进行操作时，为了避免重复地键入对象名称，可使用函数attach（）直接加载数据到内存，便于后续变量的调用。但是一般要配合使用函数detach（），否则程序运行时容易出现问题。下面的示例采用函数save（）和函数load（）进行R代码文件的保存和加载。

```
# 1 save and load data
test<-1:8
save(test,file="test.Rdata")
rm(test)
load("test.Rdata")
print(test)
```

第二节 数据清洗实用技术

完整的数据科学过程包含从真实世界中获取原始数据，通过数据预处理得到干净的数据，开展探索性分析或者用更高阶的统计学模型和机器学习算法进行挖掘，最终得到可以辅助临床决策等的信息。其中，从原始数据采集到干净的数据这个过程就称为数据清洗。具体而言，数据清洗是指发现并纠正数据文件中可识别的错误，是整个数据挖掘过程中不可缺少的一个环节，其结果质量直接关系到模型效果和最终结论。在实际操作中，数据清洗通常会占据分析过程50%~80%的时间。那么，为什么需要进行数据清洗呢？在实际的医学数据挖掘过程中，生物医学数据的来源非常多样化，往往期望的数据与实际拿到的数据存在很大的差异。例如，从医院拿到的电子病历数据往往存在很多的指标缺失，对于同一个医学概念可能存在很多相似的描述。对于这样的医学数据场景，需要将重复、多余的数据筛选清除，将缺失的数据补充完整，将错误的数据纠正或删除，最后整理成为可以进一步加工、使用的数据。本节将介绍数据清洗的几种常见处理方法，包括缺失值处理、异常值处理和数据变换。

一、缺失值处理

在真实世界中，几乎所有的数据挖掘都会遇到数据缺失的现象。数据缺失是指一个或多个变量丢失了某些观测值，它会给数据分析带来很多问题。例如，数据缺失会影响数据中的信息量，直接基于有缺失的数据得到的估计结果可能存在偏差。此外，很多算法或者模型无法直接处理含有缺失值的数据。对于生物医学数据而言，数据缺失的原因是多方面的。例如，在医疗病历系统中，并非所有患者的所有临床检验结果都能在给定的时间内得到，有些信息是无法获取的，这就导致部分属性值存在空缺。而有些信息的缺失是遗漏造成的，可能是数据录入时认为不重要、忘记填写或者对数据理解错误而造成数据缺失，也可能是数据采集设备或者存储设备发生故障，导致信息的丢失。还有些生物医学数据属性是不可能用的或者不可能存在的，例如，儿童的工作属性等，这也会导致数据的丢失。下面首先介绍数据缺失的基本概念，包括 R 语言中关于缺失数据的表示和识别方法。其次，对缺失值的整体情况进行分析，探索不同变量的数据缺失之间的因果关联。最后，重点介绍缺失值的几个常见处理方法，包括删除法、单值插补、基于模型的方法和多重插补。稳健的缺失数据处理方法，可以使数据缺失对分析结果的影响降到最小。

1. 识别缺失数据　在 R 语言中，有固定的缺失值表示方法，其中 NA 代表缺失值，NaN 代表不可能值，Inf 和 -Inf 代表正无穷和负无穷。针对这四种不同的数据类型，可以分别使用函数 is.na（ ）、函数 is.nan（ ）、函数 is.finite（ ）和函数 is.infinite（ ）进行缺失值识别、不可能值识别、正常值判断和无穷值识别。这些函数返回的是 TRUE 或者 FALSE 的逻辑值（表 3-2）。

表 3-2　缺失值、无穷值等识别函数的返回值列举

x	is.na（x）	is.nan（x）	is.infinite（ ）
x<–NA	TRUE	FALSE	FALSE
x<–0/0	TRUE	TRUE	FALSE
x<–1/0	FALSE	FALSE	TRUE

对于矩阵或数据框中含缺失值的样本的识别，可以用函数 complete.cases（ ），返回的是判断的逻辑值。值得注意的是，函数 complete.cases（ ）仅将 NA 和 NaN 识别为缺失值，无穷值（Inf 和 -Inf）被当作有效值。此外，必须使用缺失值识别函数来识别 R 数据对象中的缺失值。无法使用像 var == NA 这样的语句来实现缺失值识别的功能。在下面的示例中，先构造一个数据矩阵，之后再进行缺失值的赋值和识别。

```
matrix(sample(0:1,size=12,replace=T),3,4)->t
t[1,2]<-NA
is.na(t)
complete.cases(t)
```

2. 分析数据缺失机制　在开展具体的缺失值识别之前，需要考虑一些普遍性的东

西。例如，如果数据缺失并不是完全随机的，就会存在偏差，从有缺失的观测数据中获得的估计值将系统性地不同于从没有缺失的观测数据中获得的结果。因此，需要探索缺失数据的具体分布模式，分析缺失数据的产生机制，这是非常重要的步骤。一般而言，数据缺失可以分为完全随机缺失、随机缺失和非随机缺失三大类。

$$\begin{cases} P\left(R|x_0, x_m\right) = P\left(R\right) & \text{MCAR：完全随机缺失} \\ P\left(R|x_0, x_m\right) = P\left(R|x_0\right) & \text{MAR：随机缺失} \\ P\left(R|x_0, x_m\right) & \text{NMAR：非随机缺失} \end{cases}$$

以上的公式中，x_0 表示观测数据，x_m 表示缺失数据，$P\left(R\right)$ 表示观测数据缺失的概率。

（1）完全随机缺失（MCAR）：缺失的数据是完全随机的，与该变量的真实值无关，与其他变量的数值也无关。这是一种比较理想的情况，在数据分析过程中可以直接删除这种类型的缺失数据。

（2）条件随机缺失（MAR）：数据的缺失不是完全随机的，缺失数据发生的概率与其他变量是有关的。例如，BMI是根据身高与体重计算出来的，当身高或者体重缺失的时候，BMI指标也会随之缺失。值得注意的是，这种情况下删除包含缺失值的样本，可能会导致模型出现一定的偏差，需要谨慎处理。

（3）非随机缺失（MNAR）：数据缺失依赖于该变量本身。例如，本书中使用的研究动脉导管留置与否的病历数据，对于那些没有做动脉导管留置的患者，他们的动脉导管留置时间是缺失的，数据的缺失与患者本身是否做动脉导管留置这项操作相关，所以这个数据变量是非随机缺失的。

值得注意的是，缺失值不仅包括真实的缺失，还可以用于表示数据缺失的一些特殊情况，例如，一些不可能存在的数据。当且仅当数据是完全随机的缺失，适用完全的数据记录，才能得到模型参数的无偏估计。

R语言的VIM包提供了一系列可用于探索缺失值的比例和分布模式的功能，包括以矩阵、散点图、箱线图、直方图、散点图矩阵和气泡图等形式展示缺失值的分布。这里基于瑞士生育率相关数据构建一个示例数据文件example_read_NA.csv，下面将基于该数据集，用VIM包中的函数aggr（）完成缺失数据的汇总分析，并以图形的形式呈现（图3-2）。

```
install.packages("VIM")
library(VIM)
read.table("example_read_NA.csv",header=T,row.names=1,col.names=c("Fe","Ag","Ex","Ed",
"Ca","Im"),sep = ",",quote = "")->inputfile
aggr(inputfile,prop=TRUE,number=TRUE)
```

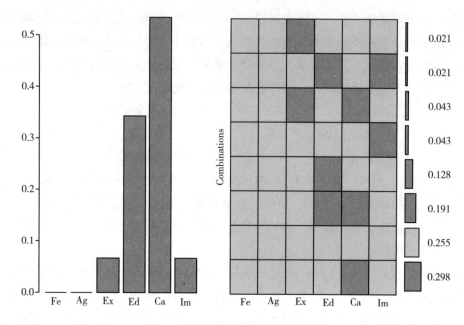

图3-2　变量的缺失比例和缺失模式

　　示例数据中不含有完整的样本，其中的Ex、Ed、Ca、Im这几个变量都存在缺失值，且Ca变量的缺失数据比例高于50%。

　　3. **缺失值处理方法**　对于缺失值的处理，可以简单分为删除缺失值和填补缺失值。

　　（1）删除缺失值：如果数据集中只有几个样本数据的某些变量存在缺失，那么可以直接删除含有缺失值的样本数据。对于大规模数据集，一般认为某个样本中的数据缺失率超过5%，就可以考虑删除。例如，对于高维数据，可以删除缺失率较高的特征，进而减少噪声特征对模型的干扰。R语言的函数na.omit（）可以很好地处理样本中的缺失值，该函数返回的是不含缺失值的向量。函数na.omit 不仅可以应用于向量，还可以应用于矩阵和数据框。直接删除含有缺失值的个案，是处理缺失值最简单和最原始的方法。但是，如果缺失值的类型是非完全随机缺失的，这种方法可能会对计算结果造成偏差。此外，直接删除数据特征，也可能会造成关键信息的损失。

　　（2）填补缺失值：填补缺失值的主要思想是，以最可能的值来填补缺失值比直接删除不完全样本所产生的信息损失要少。例如，在医学数据挖掘过程中，样本数据往往含有几十个甚至几百个属性，因一个属性值的缺失而放弃大量其他数据属性，会对样本信息造成极大的浪费。现在有很多种缺失值填补方法，包括单值插补、基于模型的方法和多重插补。

　　1）单值插补是指根据数据本身的属性进行缺失值填补。如果缺失数据是定距型的，就以该属性的平均值来填补缺失的值；如果缺失值是非定距的，就根据统计学中的众数或者中位数原理，来填补缺失的值。而利用同类均值插补的基本思想是，基于层次聚类模型等预测缺失变量的类型，再以该类型的均值插补。单值插补的方法存在的问题是，不管是哪类插补模型，都认为缺失数据的预测值不会有误差。这样导致的结果是，建立在插补数据基础之上的模型的不确定性估计太低，会增加第一类统计错误率。影响的程度取决于缺失数据的数量和插补模型的精度。

2）基于模型的方法将含有缺失值的变量作为预测目标。它会将数据集中其他变量或其子集作为输入变量，通过变量的非缺失值构造训练集，训练分类或回归模型，使用构建的模型来预测相应变量的缺失值。主要包括基于回归、KNN聚类、随机森林等方法进行缺失值填补。

3）多重插补的方法不是基于一次插补数据集，而是多次插补数据集。它的原理不是生成单个预测值作为插补值，而是根据预测分布随机生成多个插补值。预测分布的宽度决定了预测的不确定性，因而给插补的每个数据集带来可变性。生成多重插补数据的过程可以归纳如下。①以包含缺失数据的数据集为初始数据集。②用初始估计填补缺失数据。初始估计很容易得到，或是每个变量的均值和中位数，或是每个变量的随机值。③对于每个变量，建立一个模型，这个模型可以根据其他变量预测这个变量的值，再用这个模型预测缺失数据。对于参数模型，如线性回归，从预测的分布（也就是正态分布，分布的均值来自预测值，分布的标准差表示预测的不确定性）生成随机值，或者从贝叶斯模型的后验分布采样随机值。对于非参数模型，如随机森林模型，可通过其他方法引入不确定性，如使用自采样法建立以预测值为中心的经验分布，并从经验分布采样随机值。④重复前面的步骤，直到预测的完全数据集与前一次迭代的结果没有实质性差别为止，这表示模型已经收敛。这一步之所以是必需的，是因为随着初始估计越来越准确，建立的模型会随着时间发生变化。⑤重复以上这些步骤，直到生成的多重插补数据集的个数满足要求为止。

值得注意的是，当多重插补数据集生成后，分析过程稍微不同于无缺失数据的单个数据集的分析过程。多重插补数据要单独分开进行分析，然后根据规则合并结果。简单描述如下。①模型在每个插补数据集上进行单独估计。②每个模型的许多参数都可以参与均值处理，包括回归系数、均值差和预测值。有些值不能直接参与均值处理，如残余方差或相关性的估计，这些值要在求均值之前进行转换。③所收集结果的不确定性估计（标准误差）包括两个可变性来源：每个模型的参数的平均不确定性；模型之间参数估计的可变性。④根据平均参数和不确定性估计进行统计检验，这里的不确定估计包括模型不确定性和不同数据集的不确定性。

通常，任何分析都要在单个数据集上进行，只是到了最后一步，才从各个数据集收集结果。例如，如果目标不是仅仅得到回归模型，而是生成一幅表示预测结果的图形，那么可以根据每个插补的数据集，产生单个预测值，然后根据规则合并全部预测值并产生最终结果。

例如，使用动脉导管留置与否数据集进行缺失值的处理。由于数据集中的变量比较多，先用函数apply（）统计数据集中缺失数据的比例，再对数据集进行变量筛选，构建一个数据子集。

```
# load example dataset
read.table('aline_data.csv',header=T,sep=",")->aline
Pro_miss <-function(x){sum(is.na(x))/length(x)*100}
apply(aline,2,Pro_miss)
apply(aline,1,Pro_miss)
aline_select<-data.frame(Age=aline$age,Gender=aline$gender,Los=aline$icu_
los_day,Flag=aline$aline_flag,Weight=aline$weight_first,Temp=aline$temp_
first,Creatine=aline$creatinine_first,Platelete=aline$platelet_first)
```

利用VIM包中的函数aggr（）对数据集中缺失数据的分布模式进行可视化分析，结果如图3-3所示。左边的子图表示每个变量的缺失值比例，右边的子图表示每列数据的缺失值模式和比例。从图3-3中可以看出，虽然有几个变量（platelete、creatine、weight）的数据存在缺失，但是94%的样本数据是完整的。

```
aggr(aline_select,col=c('navyblue','red'),prop=TRUE,numbers=TRUE,sortVars=TRUE)
```

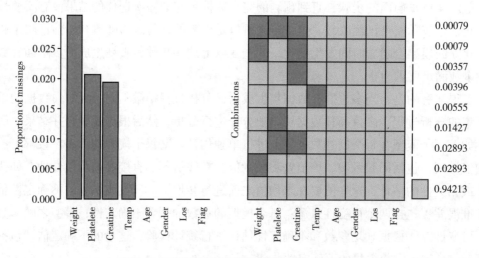

图3-3　用图形显示变量的缺失比例和缺失模式

VIM包提供的另一个函数marginplot（）可用于探索一个变量的缺失是否与其他变量的缺失相关联。例如，图3-4显示了platelete、creatine、weight这几个变量之间的缺失值分布情况。图形中央部分是数据对的点阵图，边缘部分显示了缺失数据的扩散程度，箱型图显示了每个变量的分布，并根据其他变量是否缺失而进行分层。可以看出，不同变量之间的缺失不存在关联趋势。

```
par(mfrow=c(3,1))
par(mai=c(0.6,0.6,0.2,0.8))    # 图形距离图边框的间距
marginplot(aline_select[c(5,8)],cex.lab=1.35,cex.axis=1.35)
marginplot(aline_select[c(5,7)],cex.lab=1.35,cex.axis=1.35)
marginplot(aline_select[c(7,8)],cex.lab=1.35,cex.axis=1.35)
```

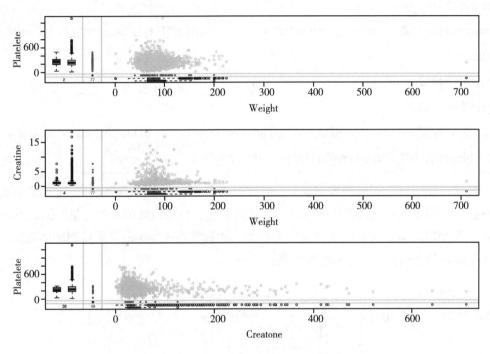

图3-4　缺失数据的多变量图形

缺失值处理包括删除法、均值填补、基于KNN模型的填补和多重填补。首先，对于删除法，直接使用函数na.omit（）删除数据集中的缺失值，返回的是仅包含完整样本的数据子集。如果保留含有缺失值的样本，就需要对缺失值进行填充。下面使用Hmisc包的函数impute（）来对数据集中的weight变量的缺失值进行均值和中位数插补。

```
install.packages("Hmisc")
library(Hmisc)
impute(aline_select$Weight,fun="mean")
impute(aline_select$Weight,fun="median")
```

相对而言，均值和中位数插补的方法比较简单，进一步，使用DMwR包的函数knnImputation（），基于KNN找到同类，再进行缺失值填补，并进一步比较缺失值填补前后数据集的分布，来对缺失值填补进行初步的评估。在下面的示例中，先用逻辑操作符去掉数据集中的Flag属性和Gender属性，前者是动脉导管留置与否的操作，后者是分类变量，默认欧几里得距离衡量样本间距。数据的分布结果显示缺失值填补前后，数据的分布没有发生偏移，表明了缺失值填补方法的可行性。

```
install.packages("DMwR")
library(DMwR)
knnImputation(aline_select[,!names(aline_select)%in% c("Flag","Gender")],k=10)->KNN_
Output
anyNA(KNN_Output)
par(mfrow=c(1,1))
plot(density(aline_select$Weight,na.rm=T),main="Distribution of weight",xlab="weight")
lines(density(KNN_Output$Weight),col="red",type="p")
```

最后，使用mice包的函数mice（）对数据集中的缺失数据进行填补。这里使用随机森林法实现多重插补，该方法既可以处理连续变量，也可以处理分类变量。因此不需要为不同类型的变量定义不同的方法。类似地，去掉相应变量Flag，最后利用函数anyNA（）判断填补之后是否为完整的数据集。

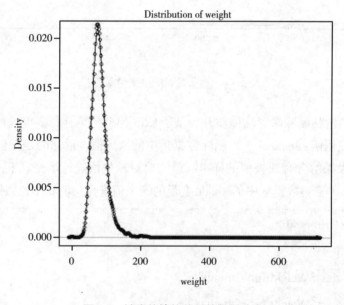

图3-5　缺失值填补前后的数据分布

```
install.packages("mice")
library(mice)
mice_temp <-mice(aline_select[,!names(aline_select)%in% "Flag"],method= "rf")
mice_Output<-complete(mice_temp)
anyNA(mice_Output)
```

为了进一步检查模型是否收敛，以及插补值是否可行，可以通过mice包的函数densityplot（ ）来绘制观测数据和插补数据的分布曲线，如图3-6所示。函数xyplot（ ）则可以用于二变量之间关系的检验，如图3-7所示。

```
## 生成图 3-6
densityplot(mice_temp)
## 生成图 3-7
xyplot(mice_temp,Weight~Platelete+Creatine+Temp,pch=18,cex=1,cex.lab=1.35,cex.
axis=1.35)
```

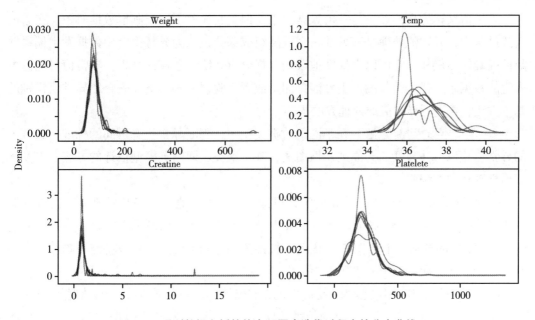

图3-6 观测数据和插补值在不同次迭代过程中的分布曲线

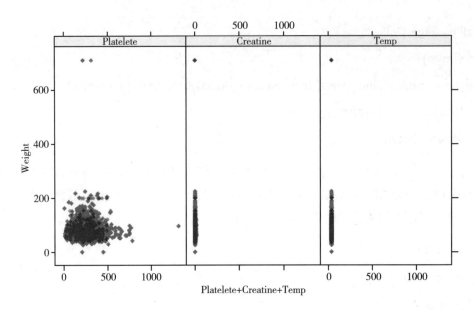

图3-7　两变量散点图（用不同颜色表示观测数据和插补数据）

二、异常值处理

异常值又称为离群点，是一个数据对象，但是它显著不同于其他数据对象。在数据清洗过程中，异常值处理是其另外一个重要组成部分，因为异常值会使数据发生偏移并降低准确性。例如，它可以大幅度地改变数据分析和统计建模的结果。异常值可能是由人为的数据录入错误引起的，也可能是测量或者实验误差等。下面先介绍异常值识别的基本方法，再进行异常值的处理方法描述。

1. 异常值的判断方法　在不同的数据类型中，判断异常值有不同的标准，最常用的异常值检测方法包括3σ原则，箱图法，基于聚类、回归等模型估计的方法，以及基于孤立森林的方法。

（1）3σ原则：根据正态分布的定义可知，距离平均值3δ（3倍标准差）之外的概率为 $P(|x-\mu|>3\delta) \leqslant 0.003$，这属于极小概率事件，在默认情况下可以认定，距离超过平均值3δ的样本是不存在的。因此，按照正态分布的性质，可以将与平均值的偏差超过3倍标准差的测定值认定为异常值。

（2）箱图法：箱型图是利用数据中的5个统计量，包括最小值、最大值、第一四分位数（Q1）、中位数、第三四分位数（Q3）、最大值，来描述数据的对称性和分散程度的一种方法。其中的第一、第三四分位数分别对应于25%、75%分位点。定义IQR=Q3−Q1，那么Q3+1.5（IQR）和Q1−1.5（IQR）之间的值就是可接受范围内的数值，这两个值之外的数被认为是异常值。在Q3+1.5IQR（四分位距）和Q1−1.5IQR处画两条与中位线一样的线段，这两条线段为异常值截断点，称其为内限；在Q3+3IQR和Q1−

3IQR处画两条线段，称其为外限。处于内限以外位置的点表示的数据都是异常值，其中在内限与外限之间的异常值为温和的异常值，在外限以外的为极端的异常值。这种异常值的检测方法也称为Tukey法。

（3）基于回归、聚类分析的异常值识别：对样本数据进行回归分析，认为数据点应该围绕在回归线附近，偏离回归线的值大概率是异常值。此外，也可以对样本数据进行聚类，检测并识别孤立点，例如，基于DBSCAN聚类方法的异常值识别。

（4）孤立森林：大部分的异常值检测方法是通过对正常样本的描述来给出正常样本在特征空间中的区域，该区域之外的样本被判断为异常值。孤立森林（isolation forest）算法是由周志华教授等人于2008年提出的，该方法是一维或多维特征空间中大数据集的非参数方法，不需要有标记的样本进行训练。在孤立森林算法中，异常值被定义为"容易被孤立的离群点"，可以将其理解为分布稀疏且离密度高的群体较远的点。对应特征空间里，分布稀疏的区域表示事件发生在该区域的概率很低，可以认为落在这些区域里的数据是异常的。与随机森林类似，独立森林也是由大量树（也称为孤立树）组成的，孤立树的具体构建过程如下：①从原始数据中随机选择一个属性。②从原始数据中随机选择该属性的下的一个样本值。③根据属性下的样本值对每条记录进行分类，把小于样本值的记录放在左子集，把大于等于样本值的记录放在右子集。④重复以上步骤，直至传入的数据集中只有一条记录或者多条一样的记录，树的高度达到了限定高度。完成所有的孤立树的构建之后，就可以进行异常值的预测了。主要步骤是将测试数据在孤立树中沿着条件往下走，直至叶子节点，而具有较短路径的点视为异常点。

2. **异常值的处理**　异常值的处理方法类似于缺失值的处理方法，主要包括删除法、均值替换、回归替换、多重替换、数据转换等。例如，如果由于数据录入错误而产生的异常值，并且异常数据的量非常少，那么可以直接删除异常值。回归替换是指把异常值当作因变量，其他相关数据作为自变量，利用它们之间的关系建立回归模型来预测异常值，进而完成异常值的替换。此外，对于噪声数据，可以通过数据平滑来消除异常数据。例如，分箱法，通过考察数据"邻居"（周围的值）来平滑存储数据的值，用"箱的深度"表示不同的箱里有相同个数的数据，用"箱的宽度"来表示每个箱里值的取值区间。假设原始数据项为4，8，9，15，21，21，24，25，26，28，29，34。首先，将所有的数据分到等宽等深的"箱子"里面，那么得到的分箱为，箱子1：4，8，9，15；箱子2：21，21，24，25；箱子3：26，28，29，34。如果用均值进行数据平滑，那么得到的分箱为，箱子1：9，9，9，9；箱子2：23，23，23，23；箱子3：29，29，29，29。通过分箱法，可以对数据进行去噪，对离散数据连续化。

三、数据变换

数据变换是数据清洗过程中另一项常用的技术。在数据分析过程中，有些数据分析方法对于数据分布必须满足一定的条件。例如，在方差分析时，要求试验误差具有独立性、无偏性、方差齐性和正态性。通过数据变换对数据进行转换或归并，可以构成一个适合数据处理的描述形式。常用的数据变换方式包括数据规范化、数据离散化和数据新属性构造。

1. **数据规范化**　数据规范化是指将数据按比例投射到特定的小范围之内，以消除数值型属性因大小不一而造成挖掘结果的偏差，常用于神经网络、基于距离计算的最近邻分类和聚类挖掘的数据预处理。数据规范化包括最小－最大规范化、零均值规范化和小数定标规范化（也称为十基数变换规格化）。最小－最大规范化具体的描述形式为（x-min（x））/（max（x）-min（x）），是对初始数据进行的一种线性转换，将数据缩放到［0-1］范围内。零均值规范化是指根据一个属性的均值和方差来对该属性的值进行规格化，可以用函数 scale（ ）进行处理。小数定标规范化是通过移动属性值的小数位置来达到规格化的目的，而移动的小数位数取决于属性绝对值的最大值。假定 A 的值在 –986~917，A 的最大绝对值为 986，为了使用小数定标标准化，用 1000 除以每个值，这样，–986 被规范化为 –0.986。下面的示例以瑞士生育率数据中的 Agriculture 变量为例，提取其中的死亡率指标的最大值取对数，再用函数 ceiling（ ）向上舍入取最接近的整数，以得到数据规范化的指标，再进行数据处理。

```
index=ceiling(log(max(abs(inputfile$Ag)),10))
normValue3=inputfile$Ag/10^index
```

值得注意的是，在进行数据规范化处理过程中，标准化方法及相关参数需要保存，便于后续数据进行统一标准化和解释。

2. **数据离散化**　数据离散化方法包括等宽法、等频法、一维聚类等。等宽法表示将属性的值域分成具有相同宽度的区间，而等频法是指将相同数量的记录放进每个区间。一维聚类是通过聚类分析得到簇，合并到一个簇的连续属性值并为同一个标记。为了应用等宽法，先随机生成一组在 40~100 之间均匀分布的数据，再用函数 cut（ ）对样本数据进行自定义分组并将样本数据离散化到相应的区间。

```
# 生成数据 ,min 40 max 100 count 200, 均匀分布
weight <-runif(200,40,100)

group <-c(seq(40,100,10))

weight.group <-cut(weight,breaks = group,labels = 1:(length(group)-1))
```

3. **数据属性构造** 新属性构造是指利用已有的属性集构造出新的属性，并将其加入到现有属性集合中以挖掘更深层次的信息。例如，可以将不同属性的值通过函数进行计算，或者通过 if…else 语句，对属性值进行逻辑判断。下面的示例中，先模拟生成 119个患者的年龄数据，再通过自定义 if…else 语句对数据进行属性值判断，即年龄值是否在30~50 岁。

```
ageArray <-runif(119,36,82)
ageStats <-function(age){
  if(30<age&age<50){
    result<-1
  }
  else if(50<=age&age<70){
    result<-2
  }
  else{
    result<-3
  }
  result
}
for(age in ageArray){
  print(ageStats(age))
}
```

本|章|小|结

本章介绍了基于 R 语言的常用数据获取方法，包括带分隔符的文本文件读取、Excel数据获取、XML 数据采集和 API 接口数据调用等。如果说数据获取是开展数据处理、分析和可视化的前提，那么数据清洗则是对数据进行初步探索之后，开展正式数据挖掘之前的基础。一般情况下，缺失值的识别和处理是数据清洗中关键的第一步。本章介绍了删除法、单值插补和多重插补等处理方法，而这些方法也可用于后面的异常值处理。异常值的识别主要依赖于数据分布测度，来发现有别于群体特征的一些样本数据。最后介绍了一些简单的数据变换方法，包括数据规范化、离散化和构造新属性等。下面是本章用到的一些重要函数和功能（表3-3）。

表3-3　本章用到的重要函数及功能

函数	功能
read.table（ ）	功能强大的基础函数，可以读取以行列的格式存储数据的文本文件
read.csv（ ）	读取本地表格 CSV 分隔的文件
read_excel（ ）	读取本地 excel 数据
xmlParse（ ）	xml 数据解析
is.na（ ）	识别缺失数据
na.omit（ ）	处理样本中的缺失数据，返回不含缺失值的向量
complete.cases（ ）	识别矩阵或者数据框中的缺失值
aggr（ ）	按变量可视化地显示数据集中的缺失数据，并观测缺失数据的不同模式
marginplot（ ）	可视化地显示一个变量的数据缺失是否与另一个变量有关
impute（ ）	对缺失值进行单值插补，如均值、中位数等
mice（ ）	用完全条件规范法执行多重插补
densityplot（ ）	用于绘制观测数据和插补数据的密度图，也可以用来查看插补数据的分布与观测数据的分布有哪些不同之处
xyplot（ ）	用于创建两个对象的散点图，独立地显示观测数据和插补值
ceiling（ ）	用于向上舍入取最接近的整数

? 思考题

1. 总结 R 语言的数据获取方式有哪些？
2. 数据清洗的目标是什么？
3. 简要概述缺失值处理包含的基本步骤。
4. 对于生物医学数据挖掘，缺失值和异常值产生的原因有哪些？

第四章 数据描述性分析与探索性分析

📖 学习目标

● 掌握 基于R语言的描述性分析方法与探索性分析方法。

一个数据可能有很多变量和很多观测值，这些变量和观测值可以用一些简单的表格、图形和少数汇总数字来描述，这些描述的方法称为描述统计学。描述统计的目的在于帮助展示和理解数据，并对数据的特征进行探索，往往以表格、数字和图形的方式呈现。在很多研究中，描述统计学方法也称为探索性分析方法，本章把基本统计分析方法，包括基本描述性统计分析方法、频数表和列联表、相关性分析方法，组间差异的参数检验和非参数检验方法，统称为数据描述性分析方法，重点对数据的集中趋势、离散程度及分布进行分析。同时，把在医学数据挖掘任务中常用的假设检验和回归分析归作探索性分析方法。

本章简单介绍医学数据分析最常用的一些方法，着重强调如何针对不同的研究目标选择不同的分析方法，并以医学电子病历数据为例，给出了两个数据分析案例。

第一节 数据描述性分析

当人们尝试从数据中分析行为、治疗或干预措施时，一般先会对数据进行描述性统计分析，以便于描述该数据的各种特征及其所代表的总体特征。描述性统计分析包括对数据的集中趋势、离散程度及分布进行分析。其中，集中趋势统计量包括均值（mean）、中位数（median）、众数（mode）、百分位数等。离散趋势统计量包括标准差（sd）、方差（var）、极差（range）、变异系数（CV）、标准误、样本校正平方和（CSS）、样本未校正平方和（USS）等。分布情况统计量包括偏度、峰度等。如表4-1所示，描述性分析的代码都非常简单，mean（）计算均值，media（）计算中位数，table（）计算不同数据出现的频次。

表 4-1   描述性统计分析函数示例

函数	函数功能
mean（object）	计算数据样本的算术平均数
max（object）	最大值
min（object）	最小值
median（object）	中位数
IQR（object）	四分位距
exp（mean（log（object）））	计算数据样本的几何平均数
var（object）	计算数据样本的方差
sd（object）	计算数据样本的标准差
cor（object）	计算数据样本的相关系数矩阵
cov（object）	计算数据样本的协方差矩阵
moment（object）	计算数据样本的指定阶中心矩
summary（object）	计算数据样本的均值、最大值、最小值、中位数、四分位数
table（object）	计算数据样本中不同数据出现的频次
prop.table（object）	计算数据样本中不同数据出现的比例

以矩阵数据为例，描述性统计分析的示例如下：

```
aline_sample<-read.csv("aline_matrix_sample.csv",header=T,row.names = 1)
aline_matrix<-as.matrix(aline_sample)
# 算术平均
mean(aline_matrix[,1])
##68.95
# 几何平均
exp(mean(log(aline_matrix[,1])))
##68.43
# 样本方差
var(aline_matrix)
# 标准差
sd(aline_matrix)
# 协方差矩阵
cor(aline_matrix)
```

```
# 指定阶中心矩 ,#library(moments)
moment(aline_matrix)
summary(aline_matrix)
##   age    hour_icu_intime  icu_hour_flag   icu_los_day   hospital_los_day mort_day_
censored
##Min. :60.85    Min. :3.00    Min.  :0.0    Min. :1.082    Min.  :1.949   Min.  :
2.624
##1st Qu.:61.98    1st Qu.:6.75    1st Qu.:0.0    1st Qu.:2.582    1st Qu.:2.666   1st
Qu.:28.037
##Median:66.04    Median:10.00    Median:0.5    Median:3.652    Median:5.758
Median:85.180
##Mean :68.95    Mean :10.75    Mean  :0.5    Mean :3.268    Mean  :5.638
Mean   :80.746
##3rd Qu.:73.01    3rd Qu.:14.00    3rd Qu.:1.0    3rd Qu.:4.337    3rd Qu.:8.730   3rd
Qu.:137.889
##Max.  :82.88    Max.  :20.00    Max.  :1.0    Max.  :4.686    Max.  :9.088
Max.   :150.000
```

一、apply（ ）

apply 函数族是 R 语言中数据处理的一组核心函数，通过使用 apply 函数，可以实现对数据的循环、分组、过滤、类型控制等操作。apply 函数是最常用的代替 for 循环的函数。apply 函数可以对矩阵、数据框、数组（如二维、多维），按行或列进行循环计算，对子元素进行迭代，并把子元素以参数传递的形式给自定义的 FUN 函数中，并以返回计算结果。

apply（X，MARGIN，FUN）

-x：一个数组或者矩阵

-MARGIN：两种数值 1 或者 2 决定对哪一个维度进行函数计算

-MARGIN=1：操作基于行

-MARGIN=2：操作基于列

-MARGIN=c（1，2）：对行和列都进行操作

-FUN：使用哪种操作，内置的函数有 mean（平均值）、medium（中位数）、sum（求和）、min（最小值）、max（最大值），或用户自定义函数

lapply 函数是一个基础循环操作函数之一，用来对 list、data.frame 数据集进行循环，并返回和 X 长度同样的 list 结构作为结果集，通过 lapply 的开头的第一个字母"l"就可以判断返回结果集的类型为列表 list。

sapply（）是使用最为频繁的向量化函数，它和 lappy（）是相似的，其输出格式是较为友好的矩阵格式。

tapply 函数可以进行分组统计，可利用 tapply 函数实现类似于 excel 里的数据透视表的功能。tapply 函数执行的操作：暂时将 x 分组，每组对应一个因子水平，得到 x 的子向量，然后生成这些子向量进行相应的函数操作。

```
# 算术平均
mean(aline_matrix[,1])
#apply 按行合并
apply(aline_matrix,1,sum)
#apply 按列合并
apply(aline_matrix,2,sum)
myfun <-function(x){
    sum(x^2)
}
apply(aline_matrix,2,myfun)
# 根据是否有动脉导管分组患者，求取平均生存时间
tapply(aline_matrix[,6],aline_matrix[,3],mean)
```

```
aline_data<-read.csv("aline_data.csv")
# 选择特定列
aline_data_3cols<-aline_data[,c('gender','day_icu_intime','weight_first')]
# 去除 NA 值
aline_data_naomitted<-na.omit(aline_data_3cols)
# 引用数据框
attach(aline_data_naomitted)
# 分组计算入院体重的平均值
tapply(weight_first,list(gender,day_icu_intime),mean)
# friday      monday      saturday    sunday      thursday    tuesday     wednesday
#F   73.08671   74.14145   69.84354    74.55520    75.39182    73.74014    72.47667
#M   84.51503   86.35297   85.84744    84.44977    87.16161    91.38129    86.19095
```

二、频数表和列联表

频数表在统计学中是一个非常基本并且重要的概念，对样本数据按某些属性进行分组，统计出各个组内含个体的个数，就是频数。可以使用table（ ）函数生成简单的频数统计表。

列联表是医学科研中最常用的数据存储格式之一。列联表是观测数据按两个或更多属性（定性变量）分类时所列出的频数分布表，它是由两个以上的变量进行交叉分类的频数分布表。交互分类的目的是将两变量分组，然后比较各组的分布状况，以寻找变量间的关系。按两个变量交叉分类的，该列联表称为两维列联表；若按3个变量交叉分类，所得的列联表称为3维列联表，依此类推。一维列联表就是频数分布表。频数就是各个分组中属性出现的次数。通常列联表横纵坐标为不同的分类变量。生成列联表后，就可以对数据进行统计学检验了。

生成频数表：

```
# 直接引用 aline_data 中的元素
attach(aline_data)
# tbl_gender<-table(aline_data$gender)
tbl_gender<-table(gender)
tbl_gender
# gender will be rows,aline_flag will be columns
tbl_gender_aline <-table(gender,aline_flag)
# print table
tbl_gender_aline
```

```
# row frequencies(summed over column)
margin.table(tbl_gender_aline,1)
# column frequencies(summed over row)
margin.table(tbl_gender_aline,2)
# cell percentages
prop.table(tbl_gender_aline)
# row percentages
prop.table(tbl_gender_aline,1)
# column percentages
prop.table(tbl_gender_aline,2)
# 解除对 aline_data 元素的直接引用
detach(aline_data)
```

生成交叉表：

```
# 2-Way Cross Tabulation
library(gmodels)
CrossTable(aline_data$gender,aline_data$aline_flag)
```

Total observations in Table：2523

aline_data$gender	aline_data $ aline_flag 0	1	Row Total
F	539 0.461 0.500 0.440 0.214	540 0.435 0.500 0.416 0.214	1079 0.028
M	685 0.345 0.474 0.560 0.272	759 0.325 0.526 0.584 0.301	1444 0.572
Column Total	1224 0.485	1299 0.515	2523

count
chisq
prop.r
prop.c
prop.t

图4-1　交叉表示例

第二节　数据探索性分析

探索性数据分析（exploratory data analysis，EDA）是通过分析数据集以决定选择哪种方法适合统计推断的过程。EDA是所有研究分析的基本步骤，其主要目标是通过检测数据的分布、离群值和异常值，指导对先验假设做特定的检验。卡内基梅隆大学的Howard Seltman教授提到“一般来说，除了正式的统计建模和推理，任何其他形式的数据观察和数据分析都属于EDA”。

EDA的目的：①深入了解数据库/理解数据库结构。②可视化地展示暴露变量和结局变量之间潜在的关系（方向和程度）。③检测离群值和异常值。④发展简约模型或者初步选择合适的模型。⑤提取和创建临床相关的变量。

在医学数据挖掘任务中，经常会用到两种探索性数据分析方法：假设检验和回归分析。

一、假设检验分析

假设检验（hypothesis testing），又称统计假设检验，是用来判断样本与样本、样本与总体的差异是由抽样误差引起还是本质差别造成的统计推断方法。显著性检验是假设检验中最常用的一种方法，也是一种最基本的统计推断形式，其基本原理是先对总体的特征作出某种假设，然后通过抽样研究的统计推理，对此假设应该被拒绝还是接受作出推断。假设检验分析方法包括卡方齐性检验、卡方独立性检验、Cochran-Mantel-Haenszel卡方检验、t检验、方差分析（F检验）。

假设检验又可以分为参数检验和非参数检验两大类。参数检验：对未知参数的假设进行检验称为参数统计，其检验方法为参数检验。非参数检验：不依赖总体分布的形式，也不对参数进行估计或者检验的统计方法，称为非参数统计，其检验方法为非参数检验。二者根本区别在于，参数检验要利用到总体的信息（总体的分布、总体的一些参数特征，如方差），以总体分布和样本信息对总体参数作出推断；非参数检验不需要利用总体信息，以样本信息对总体分布作出推断。因此，在医学数据挖掘过程中，一般正态分布用参数检验，非正态分布用非参数检验。

1. **卡方齐性检验和卡方独立性检验** 以列联表数据为基础，开展卡方检验（Pearson's Chi-squared test）。卡方齐性检验比较不同分组下，各个类型的比例是否一致。卡方独立性检验比较两种变量是否相关。

例如，研究不同年龄组的患者置入动脉导管的病例和没有置入动脉导管的病例所占比例有无显著的差异，即研究年龄分组变量与置入动脉导管变量是否相互独立。如果比例有显著的统计差异，则两个变量不相关；反之，两个变量相关。

```
tbl_age_aline<-table(aline_data$age.cat,aline_data$day_28_flag)

tbl_age_aline

chisq.test(tbl_age_aline)

##Pearson's Chi-squared test with Yates' continuity correction

##data: tbl_age_aline

##X-squared = 204.03,df = 1,p-value < 2.2e-16

# 卡方齐性检验表明,不同年龄组的患者中,是否有动脉导管的分布有显著的差异

# 卡方独立性检验表明,不同年龄组与是否有动脉导管不相关
```

2. **Cochran-Mantel-Haenszel 卡方检验** Cochran-Mantel-Haenszel 卡方检验，简称 CHM 检验，用来检验分层的分类变量，至少为三维数据，每一维数据至少含有2个水平。此外，对于行变量为无序分类而列变量为有序分类的数据，由于不能忽略其等级关系，不能使用 Pearson 卡方检验，只能用 CHM 卡方检验。以接受不同剂量盘尼西林直接注射或延迟注射治疗的家兔治疗情况数据为例，数据分为 3 个维度（立即注射/延迟注射、治愈/死亡、盘尼西林水平）。CHM 检验结果显示 $P = 0.047$，<0.05，因此，卡方检验具有统计学意义，在按照盘尼西林水平进行分层后，显示立即注射治愈率更高。比值比（OR）

为 7，说明立即注射与延迟注射的治愈率的 *OR*=7。

```
#CMH 检验
Rabbits <-
    array(c(0,0,6,5,
            3,0,3,6,
            6,2,0,4,
            5,6,1,0,
            2,5,0,0),
          dim = c(2,2,5),
          dimnames = list(
            Delay = c(„None",„1.5h"),
            Response = c(„Cured",„Died"),
            Penicillin.Level = c(„1/8",„1/4",„1/2",„1",„4")))
Rabbits
## Classical Mantel-Haenszel test
mantelhaen.test(Rabbits)
## => p = 0.047, 直接注射治愈率更高
##common odds ratio 7
```

3. *t* 检验　*t* 检验，亦称 student *t* 检验（Student's *t* test），主要用于样本含量较小（例如 $n < 30$），总体标准差 σ 未知的正态分布。*t* 检验是用 *t* 分布理论来推论差异发生的概率，从而比较两个平均数的差异是否显著。

例如，利用一个配对样本 *t* 检验比较甲、乙两种安眠药的疗效：将 20 名患者分成两组，每组 10 人，分别服用甲、乙两种安眠药，获得相关睡眠时间数据。已知服用两种安眠药后增加的睡眠时间服从方差相同的正态分布，且两组实验相互独立。显著性水平 α=0.05，试问两种安眠药的疗效有无显著差异？

```
# 函数 t.test()
x<-c(1.9,0.8,1.1,0.1,0.1,4.4,5.5,1.6,4.6,3.4)
y<-c(0.7,-1.6,-0.2,-1.2,-0.1,3.4,3.7,0.8,0.0,2.0)
t.test(x,y)
##   Welch Two Sample t-test
##
## data: x and y
## t = 1.8981,df = 17.825,p-value = 0.074
## alternative hypothesis:true difference in means is not equal to 0
## 95 percent confidence interval:
##   -0.1722093    3.3722093
## sample estimates:
## mean of x mean of y
##       2.35        0.75
```

结果显示 $P=0.074$，>0.05，因此，可以得出结论，假设 H_0 成立，两种安眠药的疗效无显著差异。t 检验的结果中会提示 "alternative hypothesis"，即 H_1，需要结合 P 值和 H_1 解读结果，如果 $P \leqslant 0.05$，可以直接应用 "alternative hypothesis" 作为结论。

4. 方差分析 方差分析又称"变异数分析"或"F 检验"，用于 2 个及 2 个以上样本均数差别的显著性检验。

与 t 检验类似，F 检验的基本步骤如下。①建立检验假设。H_0：多个样本总体均值相等。H_1：多个样本总体均值不相等或不全等。$\alpha=0.05$。②计算检验统计量 F 值。③确定 P 值并作出推断结果。

以 t 检验比较甲、乙两种安眠药的疗效数据为例，F 检验及其结果示例结果同样表明，两种安眠药疗效无显著差异。

```
#ANOVA 检验
# 甲乙两种安眠药疗效是否有显著差异
df_sleepTime<-data.frame(Time=c(x,y),Group=factor(rep(1:2,each=10)))
df_sleepTime
av_sleepTime<-aov(Time~Group,df_sleepTime)
summary(av_sleepTime)
```

```
##                Df Sum Sq Mean Sq F value Pr(>F)
## Group           1   12.80   12.800   3.603 0.0738 .
## Residuals      18   63.95    3.553
##---
## Signif. codes: 0 '***' 0.001 '**' 0.01 '*' 0.05 '.' 0.1 ' ' 1
```

5. **非参检验**　非参检验是在总体方差未知或知道甚少的情况下，利用样本数据对总体分布形态进行推断的方法。它利用数据的大小间的次序关系（秩 rank），而不是具体数值信息，得出推断结论。

以 t 检验中的比较甲、乙两种安眠药的疗效数据为例，Wilcoxon 配对秩和检验结果表明 $P=0.005889$，>0.05，两种安眠药疗效存在显著差异。

```
#x( 甲安眠药疗效 )
#y( 乙安眠药疗效 )
# 检验疗效是否存在差异
#Wilcoxon 配对秩和检验
wilcox.test(x,y,paired = TRUE)
# 结果
##Wilcoxon signed rank test with continuity correction
##data: x and y
##V = 55,p-value = 0.005889
##alternative hypothesis:true location shift is not equal to 0
# 结果显示 , 存在差别。
```

二、回归分析

回归分析是很多医疗数据分析的基础，临床研究的大部分数据分析都是基于线性回归（linear regression）、逻辑回归（logistic regression）和 Cox 比例风险（Cox proportional hazards）模型这 3 种方法。

在选择合适的数据分析方法之前，如图 4-2 所示，首先要解析数据结构并确定研究目标，并进一步明确结局变量及协变量。结局变量是研究想要调查、改善或影响的目标，有时也称为响应变量或因变量。协变量是想要研究的、对结局变量有影响的变量，协变量也称为特征或者自变量。如选择回归分析方法简化流程图所示，结局变量的数据类型是决定数据分析方法的主要因素。如果结局变量为二元离散型，选择逻辑回归模型，如果结局变量为连续型，选择线性回归模型，如果结局变量同时包含二元离散型变量（例如，是否在28天内死亡）和连续变量（生存天数），则可以选择Cox比例风险模型。

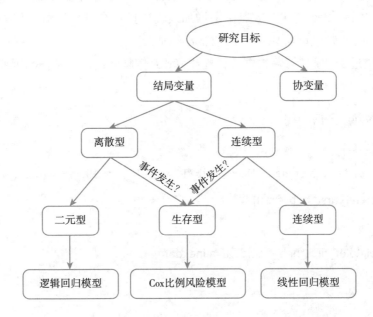

图4-2 针对特定研究目标和结局变量类型选择回归分析方法简化流程

此外，常用的回归模型还包括非线性回归、岭回归和主成分回归等。如表4-2所示，当因变量与自变量之间不都是线性关系时，推荐使用非线性回归，当参与建模的自变量之间具有多重共线性时，推荐使用岭回归和主成分回归。

表4-2 不同回归模型的适用条件和算法描述

回归模型	适用条件	算法描述
线性回归	因变量与自变量是线性关系	对一个或多个自变量和因变量之间的线性关系进行建模
非线性回归	因变量与自变量之间不都是线性关系	对一个或多个自变量和因变量之间的非线性关系进行建模
Logistic 回归	因变量一般有1和0（是否）两种取值	广义线性回归模型的特例，利用Logistic函数将因变量的取值范围控制在0和1之间，表示取值为1的概率
岭回归	参与建模的自变量之间具有多重共线性	一种改进最小二乘估计的方法
主成分回归	参与建模的自变量之间具有多重共线性	对最小二乘法的一种改进，可以消除自变量之间的多重共线性

1. **线性回归范例**　通过 plot（）函数绘制一个入院时血红蛋白（hgb_first）和入院时血小板（platelet_first）的散点图（图 4-3），可以清楚地看到，血小板数随着血红蛋白数的增加而增加，说明可以使用线性回归模型基于血红蛋白数预测血小板数。通过函数 lm（）建立回归模型，并在散点图上增加线性模型拟合的回归线，使得数据展示更为清晰。建立的回归模型可以通过函数 summary（）查看（图 4-4）。在回归模型中，R-squared 越接近 1，模型解释数据的性能越好，P 值越低，代表特征与因变量的关联越显著。

```
#绘制散点图并添加回归线
attach(aline_data)
plot(hgb_first,platelet_first,xlab="HGB",ylab="PLATELET",pch=19,xlim=c(0,25))
abline(lm(platelet_first~hgb_first))
#线性回归分析
co2.lm<-lm(platelet_first~hgb_first,data=aline_data)
co2.lm
```

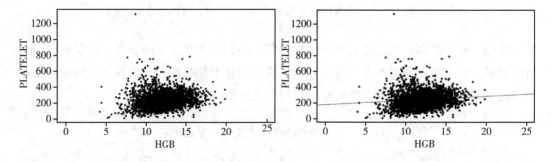

图 4-3　入院时血红蛋白数 – 入院时血小板数散点图及回归线

```
#线性回归分析结果打印
summary(aline.lm)
```

在构建回归模型时，如果自变量 X 为连续性变量，回归系数 β 可以解释为在其他自变量不变的条件下，X 每改变一个单位，所引起的因变量 Y 的平均变化量；如果自变量 X 为二分类变量，例如是否饮酒（1=是，0= 否），则回归系数 β 可以解释为其他自变量不变的条件下，X=1（饮酒者）与 X=0（不饮酒者）相比，所引起的因变量 Y 的平均变化量。

但是，当自变量 X 为多分类变量时，如职业、学历、血型、疾病严重程度等，此时仅用一个回归系数来解释多分类变量之间的变化关系及其对因变量的影响，就显得太不理想。此时，通常会将原始的多分类变量转化为哑变量，每个哑变量只代表某两个级别

```
> summary（co2.1m）

call:
lm（formula = platelet_first~first,data = aline_data）

Residuals:
     Min       1Q   Median       3Q      Max
 -240.24   -63.73   -11.51    52.34  1091.26

coefficients:
                Estimate std.   Error   t  value   Pr（>|t|）
（Intercept）        176.388      11.264    15.659   < 2e-16  ***
hgb_first             5.274       0.907     5.815   6.87e-09 ***
---
signif.codes:     0 '***' 0.001 '**'   0.01 '*'   0.05 '.'    0.1 ' ' 1

Residual standard error：100.7 on 2467 degrees of freedom
  （54 observations deleted due to missingness）
Multiple R-squared：0.01352,    Adjusted R-squared：0.01312
F-statistic：33.81 on 1 and 2467 DF，p-value：6.867e-09
```

图4-4 线性回归模型summary（）结果

或若干个级别间的差异，通过构建回归模型，每一个哑变量都能得出一个估计的回归系数，从而使得回归的结果更易于解释，更具有实际意义。

　　哑变量（dummy variable），又称为虚拟变量、虚设变量或名义变量，通常取值为0或1，用以反映某个变量的不同属性。对于有n个分类属性的自变量，通常需要选取1个分类作为参照，因此可以产生$n-1$个哑变量。将哑变量引入回归模型，可以更直观地反映出该自变量的不同属性对于因变量的影响，提高了模型的精度和准确度。

　　在实际医学数据挖掘实践中，有3种情况可以考虑设置为哑变量：①无序多分类变量。例如血型，一般可分为A、B、O、AB 4个类型，为无序多分类变量。②不等距有序多分类变量。例如，当疾病的不同的严重程度之间并非严格的等距或等比关系时，疾病严重程度为不等距有序多分类变量。③需要进行变量转化的连续性变量。例如，考虑到中青年死亡率低，低年龄和高年龄死亡率高，可以将年龄分为中青年组和非中青年组。BMI也可以转化为体重过低、正常体重、超重和肥胖4个类型。

　　在R中，如果自变量是因子变量类型，lm（）函数会自动处理成虚拟变量，为了避免多重共线性，对于level=n的分类变量只需选取其任意$n-1$个虚拟变量。

　　以包含疾病严重程度sofa_first为自变量之一的多元线性回归分析为范例，示范哑变量的处理流程。

```
# 读数据
aline_data<-read.csv("aline_data.csv",stringsAsFactors = T)
aline_data<-na.omit(aline_data)
# 线性回归 sofa_first 代表疾病严重程度
aline.lm<-lm(mort_day_censored~age+gender+sofa_first,data=aline_data)
aline.lm
```

```
##Call:
##lm(formula = mort_day_censored ~ age + gender + sofa_first,data = aline_data)
##Coefficients:
##(Intercept)            age        genderM     sofa_first
##873.451         -8.059       219.502         6.751
```

设置哑变量：

```
library(caret)
str(aline_data)
# 首先将类别型变量转为 facor 类型
aline_data$sofa_first<-as.factor(aline_data$sofa_first)
str(aline_data)
# 抽取出类别型变量对应的哑变量矩阵
dmy<-dummyVars(~sofa_first,data=aline_data)
dmy
aline_dummy<-data.frame(predict(dmy,newdata=aline_data))
aline_dummy
# 合并哑变量矩阵，并删除对应原始数据列
aline_model <-cbind(subset(aline_data,select =-sofa_first),aline_dummy)
```

重新进行线性回归：

```
# 重新进行线性回归
aline.lm<-lm(mort_day_censored~age+gender+sofa_first.1+sofa_first.2+sofa_first.3+sofa_
first.4+ sofa_first.5+sofa_first.6+sofa_first.7+sofa_first.8+sofa_first.9+ sofa_first.10+sofa_
first.11+sofa_first.12+sofa_first.13,data=aline_model)
aline.lm
```

2. 逻辑回归范例　逻辑回归主要在流行病学中应用较多，比较常用的情形是探索某种疾病的危险因素，即影响因素分析，包括从多个候选影响因素中筛选出具有显著影响的因素变量，还包括仅考察某单一因素是否为影响某一事件发生与否的因素。如果已经建立了 logistic 回归模型，则可以根据模型，预测在不同的自变量情况下，发生某病或某种情况的概率有多大，进而实现判别或分类。

逻辑回归建模的步骤如图 4-5 所示，首先根据挖掘目的设置指标变量和自变量，并

列出回归方程，根据数据估计回归系数，应用F检验、对照方差分析表对模型开展检验，应用t检验、应用参数估计表对回归系数进行t检验，最后对新数据开展预测。

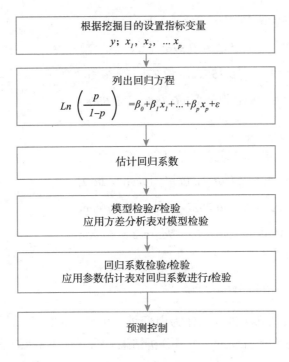

图4-5 逻辑回归建模步骤

```
# 逻辑回归分析数据准备
aline_data$age.cat<-as.factor(ifelse(aline_data$age<=55,"<=55",">55"))
table(aline_data$age.cat)
table(aline_data$age.cat,aline_data$day_28_flag)
# 逻辑回归分析
glm_fitted = glm(day_28_flag ~ age.cat+aline_flag,data=aline_data,family="binomial",na.
action = na.exclude)
summary(glm_fitted)
##Call: glm(formula = day_28_flag ~ age.cat + aline_flag,family = "binomial",
##      data = aline_data,na.action = na.exclude)
##Deviance Residuals:
##    Min      1Q    Median     3Q      Max
```

```
##-0.7698    -0.7552    -0.3048    -0.2983    2.5040
##Coefficients:
##              Estimate Std. Error z value Pr(>|z|)
##(Intercept)-3.04621      0.15250-19.976    <2e-16 ***
##age.cat>55    1.98172      0.15511    12.776    <2e-16 ***
##aline_flag    -0.04429      0.11468    -0.386      0.699
##---
##Signif. codes: 0 '***' 0.001 '**' 0.01 '*' 0.05 '.' 0.1 ' ' 1
##(Dispersion parameter for binomial family taken to be 1)
##      Null deviance:2182.8    on 2522    degrees of freedom
##Residual deviance:1953.0    on 2520    degrees of freedom
AIC:1959
##Number of Fisher Scoring iterations:5
```

以28天内是否死亡 day_28_flag 作为因变量，年龄是否低于55周岁 age.cat 和是否置入动脉导管 aline_flag 作为自变量，逻辑分析结果表明，age.cat 是影响 day_28_flag 的重要因素，其 OR（odds ratio）为 $e^{1.98172}$（7.24），>1，年龄高于55周岁的患者组28天内死亡的风险为年龄低于55周岁患者组的7.24倍。注：OR=1，表示该因素对结局变量不起作用，OR>1，表示该因素是一个危险因素，OR<1，表示该因素是一个保护因素。

3. Cox 回归模型　　Cox 回归模型，又称比例风险回归模型（proportional hazards model），简称 Cox 模型，是由英国统计学家 D.R.Cox 于1972年提出的一种半参数回归模型。该模型以生存结局和生存时间为因变量，可同时分析众多因素对生存期的影响，能分析带有截尾生存时间的资料，且不要求估计资料的生存分布类型。由于上述优良性质，该模型自问世以来，在医学随访研究中得到广泛的应用，是迄今生存分析中应用最多的多因素分析方法。

```
library(glmnet)
library(survival)
aline_data<-read.csv("aline_data.csv",stringsAsFactors = T)
aline_data_cox<-na.omit(aline_data)
aline_x<-aline_data_cox[,c('weight_first','height_first','hgb_first','stroke_flag','aline_flag')]
time<-aline_data_cox$mort_day_censored
```

```
status<-aline_data_cox$hosp_exp_flag

aline_x<-as.matrix(aline_x)

time<-as.double(time)

status<-as.double(status)

surviv<-Surv(time,status)
```

#Cox 风险评估模型

```
aline_fit <-glmnet(aline_x,surviv,family = "cox",alpha = 1)

print(aline_fit)

plot(aline_fit,xvar = "lambda",label = TRUE)


aline_cvfit = cv.glmnet(aline_x,surviv,family = "cox",type.measure = "deviance",nfolds = 10)
```

#glmnet 返回的是一系列不同 Lambda 对应的值（一组模型），需要用户来选择一个 Lambda，交叉验证是最常用挑选 Lambda 的方法

#cv.glmnet 支持 glmnet 的交叉验证，绘图并返回 λ 值

```
plot(aline_cvfit)


```

#lambda.min 最小交叉验证误差对应的 λ 值

#lambda.1se 误差最小一个标准差内对应的 λ 值

```
coef(aline_cvfit,s = "lambda.min")

as.matrix(coef(aline_cvfit,s = "lambda.1se"))
```

```
##                              1
##weight_first    0.00000000
##height_first-0.01932630
##hgb_first       0.04780664
##stroke_flag     0.94696792
##aline_flag      0.00000000
```

以入院体重 weight_first、入院身高 height_first、入院血红蛋白 hgb_first、是否曾卒中 stroke_flag 和是否置入动脉导管 aline_flag 作为自变量，以是否在住院期间内死亡 hosp_exp_flag 作为生存结局，以截尾的生存时间 mort_day_censored 作为生存时间，通过 glmnet 包构建 Cox 模型，使用 10 折交叉验证，将数据集分成 10 份，轮流将其中 9 份做训练、

1 份做验证，10 次的结果的均值作为对算法精度的估计，用来选择模型复杂度调整参数 lambda。一般选择最小交叉验证误差对应的 lamba 值或误差最小一个标准差内对应的 lamba 值对应的模型参数。

第三节　案例：住院患者人口学特征可视化展示

在做住院患者可视化分析时，一般要先对住院患者人口学特征（基线特征）进行基本的描述性分析，用三线表的形式，列出重要连续变量的平均值和标准方差或者离散变量每个变量值的个数以及百分比。表 4-3 为一个描述性统计分析结果展示范例。

表 4-3　基线表示例

临床特征	平均值/个数（%）	标准差
年龄	59.0	12.5
男性	330（64%）	—
女性	186（36%）	—
术后 CRP ≥ 10 mg/L 的患者数	147（28.5%）	—
术后 CRP	13.9 mg/L	33.8 mg/L

注：CRP，C 反应蛋白。

若获得表 4-3 的描述性统计分析结果，一种方式是针对每个数值变量分别利用 mean（）、sd（）函数分别求取平均值和标准方差，针对离散变量，利用 prop.table（table（aline_data$age））这种方式求取每个值所占比例。另一种方式是通过函数批量处理，通过以下函数可以获取多列离散变量每个值的频次及比例。

```
# 使用 aline_data 数据 , 第 4 列为 gender, 第 6 列为 day_icu_intime
# 定义求取变量中各个值的频次和比例函数
tblFun <-function(x){
    tbl <-table(x)
    res <-cbind(tbl,round(prop.table(tbl)*100,2))
    colnames(res)<-c('Count','Percentage')
    res
}
do.call(rbind,lapply(aline_data[c(4,6)],tblFun))
```

在以上示例中用到了apply函数，示例中的apply（aline_data［c（4，6］，tblFun），代表分别应用tblFun函数到数据框aline_data中的第4列和第6列。

推荐使用tableone包开展基线特征的描述性统计分析，指定变量、因子型变量和分组变量，生成基线表并保存到本地。

```
# 基线特征的描述性统计
if(!("tableone" %in% installed.packages())){ install.packages("tableone")}
library(tableone)
# 指定变量
vars <-c("gender","hospital_los_day","age","aline_flag","hosp_exp_flag","service_
unit","sofa_first","stroke_flag")
# 指定因子型变量
factorVars<-c("hosp_exp_flag","stroke_flag")
# 指定分组变量
group_var <-"aline_flag"
# 生成基线表
tab1 <-CreateTableOne(aline_data,vars=vars,strata=group_var,factorVars = factorVars)
# 打印基线表
print(tab1,showAllLevels = TRUE)
# 将结果保存为 csv 文件
write.csv(print(tab1),"desc.csv")
```

生成的基线表如图4-6所示，$P<0.05$的变量代表该变量在有动脉导管组和无动脉导管组的分布有显著差异。

	stratified by aline_flag			
	0	1	*p*	test
n	1224	1299		
gender = M（%）	685（56.0）	759（58.4）	0.226	
hospital_los_day（mean（SD））	6.39（5.54）	10.88（9.06）	<0.001	
age（mean（SD））	56.93（20.51）	56.62（19.94）	0.699	
aline_flag（mean（SD））	0.00（0.00）	1.00（0.00）	<0.001	
hosp_exp_flag = 1（%）	155（12.7）	176（13.5）	0.549	
service_unit（%）			<0.001	
DENT	0（0.0）	1（0.1）		
ENT	1（0.1）	1（0.1）		
GU	24（2.0）	8（0.6）		
GYN	2（0.2）	12（0.9）		
MED	5（0.4）	6（0.5）		
NMED	682（55.7）	336（25.9）		
NSURG	168（13.7）	167（12.9）		
OBS	93（7.6）	186（14.3）		
OMED	1（0.1）	2（0.2）		
ORTHO	9（0.7）	6（0.5）		
PSURG	13（1.1）	45（3.5）		
SURG	7（0.6）	8（0.6）		
TRAUM	47（3.8）	172（13.2）		
sofa_first（mean（SD））	172（14.1）	349（26.9）	<0.001	
stroke_flag = 1（%）	4.06（1.89）	4.65（2.06）	<0.001	
	148（12.1）	253（19.5）		

图 4-6　基线表示例

第四节　案例：住院患者可视化探索性分析

研究问题：在机械通气且没有经过血管活性药物治疗的入住重症监护室（ICU）的成年患者（cohort）中，28 天生存率是否与入院时间（周末时间/非周末时间）相关？

数据：aline_data（节选自 MIMIC–Ⅲ）。

第一步：探索和准备数据。

探索和准备数据过程中，首先去除缺失值，并构造研究目标相关的数据列，在本案例中，需要添加入院日（周日/周一/周二/周三/周四/周五/周六）及是否周末入院（周末/非周末）。

```
# 清理数据，去除缺失值
aline_data<-na.omit(aline_data)
# 添加列：周几入 ICU
if(!("lubridate" %in% installed.packages())){ install.packages("lubridate")}
library(lubridate)
aline_data$dow <-as.factor(wday(aline_data$icustay_intime))
table(aline_data$dow)
```

```
# 转换为文本标签
levels(aline_data$dow)<-c("Sunday","Monday","Tuesday","Wednesday","Thursday","Friday","Saturday")
table(aline_data$dow)
# 划分入 ICU 时间为周末和非周末
aline_data$weekend <-aline_data$dow %in% c("Sunday","Saturday")
table(aline_data$weekend)
# 划分年龄为年龄段 ,0-17,18-65,66-79,80
aline_data$age_group<-cut(aline_data$age,c(0,18,45,66,80,Inf),include.lowest = TRUE)
table(aline_data$age_group)
# 增加 g 的平方列
aline_data$age_square<-aline_data$age^2
```

第二步：基线特征描述性统计分析，如本章第三节所示。

第三步：可视化表示数据关系。

分别以年龄组为分组，可视化表示死亡率与入院时间的关联。其中，死亡率与周末入院的关系如图4-7所示，有的年龄组周末入院死亡率较高，有的年龄组非周末入院死亡率较高。由此可以推测，入院时间和年龄组无线性关系。

```
# 可视化表示死亡率与入院时间的关系 ,以年龄组为分组
library(ggplot2)
library(dplyr)
aline_data %>% group_by(age_group,dow)%>%
    summarise(n=n(),mortRate=mean(hosp_exp_flag==1),
            LL95 = mortRate-qnorm(0.975)*sqrt(mortRate*(1-mortRate)/n),
            UL95 = mortRate + qnorm(0.975)*sqrt(mortRate*(1-mortRate)/n))%>%
    ggplot(aes(dow,mortRate,group=age_group,col=age_group))+
    geom_line()+
    geom_ribbon(aes(ymax=UL95,ymin=LL95,fill=age_group,col=NULL),alpha=0.1)+
    xlab("Day of Week")+ ylab("Hospital Mortality Rate")
```

```
# 可视化表示死亡率与周末入院的关系，以年龄组为分组
aline_data$weekend <-as.factor(aline_data$weekend)
aline_data$age_group <-as.factor(dat$age_group)
aline_data %>% group_by(age_group,weekend)%>%
    summarise(n=n(),mortRate=mean(hosp_exp_flag==1),
              LL95 = mortRate-qnorm(0.975)*sqrt(mortRate*(1-mortRate)/n),
              UL95 = mortRate + qnorm(0.975)*sqrt(mortRate*(1-mortRate)/n))%>%
    ggplot(aes(weekend,mortRate,group=age_group,col=age_group))+
    geom_line()+
    geom_ribbon(aes(ymax=UL95,ymin=LL95,fill=age_group,col=NULL),alpha=0.1)+
    xlab("Weekend")+ ylab("Hospital Mortality Rate")
```

可以将年龄组改为其他分组，如住院科室、是否曾发生卒中等因子型变量。

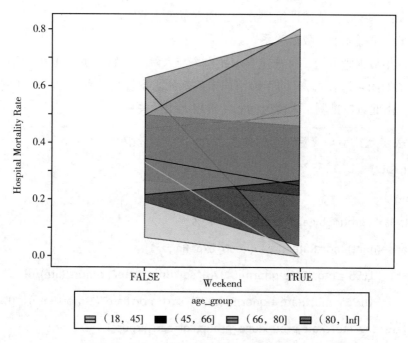

图4-7　入院时间与死亡率（以年龄组为分组）

第四步：基于数据训练回归模型。

首先将数据随机分为训练集和测试集，并在训练集中训练多元线性回归模型和逻辑回归模型。注意：在两个模型的训练过程中，是否考虑不同变量之间相互作用的影响会产生不同的结果。

```
# 将数据随机分为训练集和测试集
if(!("caret" %in% installed.packages())){ install.packages("caret")}
library(caret)
set.seed(666)
training.samples<-aline_data$hosp_exp_flag%>%createDataPartition(p=0.8,list=FALSE)
train.data<-aline_data[training.samples,]
test.data<-aline_data[-training.samples,]
# 多元线性回归
vars<-names(train.data)%in%c("hadm_id","icustay_id","icustay_intime","icu_exp_
flag","hosp_exp_flag",
                                    "mort_day","mort_day_censored","censor_flag",
                                    "icustay_outtime","icu_los_day","day_28_flag")
train.data.new<-train.data[!vars]
model<-lm(hospital_los_day~.,train.data.new)
summary(model)
# 多元线性回归
model<-lm(hospital_los_day~wbc_first+respfail_flag+potassium_first+aline_time_day,train.
data)
summary(model)
# 多元线性回归，考虑混杂因素
model<-lm(hospital_los_day~wbc_first+potassium_first+respfail_flag*aline_time_day,train.
data)
summary(model)
```

逻辑回归模型:

```
# 一元逻辑回归
simple.glm <-glm(hosp_exp_flag ~ aline_time_day,data=train.data,family="binomial")
summary(simple.glm)
# 多元逻辑回归
```

```
# 不考虑相互作用的影响
adj.glm <-glm(hosp_exp_flag ~ respfail_flag+aline_time_day,data=train.
data,family="binomial")
summary(adj.glm)
#Estimate: 截距 (b0), 即与每个预测变量相关的 β 系数估计
#Std.Error: 系数估计值的标准误。这代表了系数的准确性。标准误差越大，估计值的
准确性越低
#z value:z 统计量，即系数估计值（第 2 列 Estimate）除以估算值的标准误（第 3 列 Std.
Error）
#Pr(>|z|): 对应于 z 统计量的 P 值。P 值越小，估计值对结果变量来说越重要
# 考虑相互作用的影响
adj.int.glm <-glm(hosp_exp_flag ~ respfail_flag*aline_time_day,data=train.
data,family="binomial")
summary(adj.int.glm)
drop1(adj.int.glm,test="Chisq")
```

第五步：评估模型的性能。

基于测试数据评估模型的准确性，即正确分类的比例。

```
# 一元逻辑回归
# 预测医院内死亡的可能性
probabilities <-adj.int.glm %>% predict(test.data,type = "response")
predicted.classes <-ifelse(probabilities > 0.5,1,0)
# 评估模型准确性
# 正确分类比例
mean(predicted.classes == test.data$hosp_exp_flag)
```

本 | 章 | 小 | 结

本章介绍了基于 R 语言的描述性统计分析和探索性分析方法。首先，举例说明了描述性统计分析函数、频数表和列联表，并在此基础上，讲解了相关性检验、t 检验、组

间差异的非参检验方法。之后，重点讲解了医学数据常见的回归分析方法，并以住院数据为例，分别给出了住院患者人口学特征可视化展示和住院患者可视化探索性分析案例。本章用到的一些重要函数和功能，见表4-4。

表4-4 本章用到的重要函数及功能

函数	功能
mean（object）	计算数据样本的算术平均数
exp（mean（log（object）））	计算数据样本的几何平均数
var（object）	计算数据样本的方差
sd（object）	计算数据样本的标准差
cor（object）	计算数据样本的相关系数矩阵
cov（object）	计算数据样本的协方差矩阵
moment（object）	计算数据样本的指定阶中心矩
summary（object）	计算数据样本的均值、最大值、最小值、中位数、四分位数
apply（X，MARGIN，FUN）	将function作用到array或matrix的margins
lm（）	线性回归函数
glm（）	逻辑回归函数
glmnet	广义线性回归函数

⑦ 思考题

1. 什么是描述性分析方法？描述性分析方法有哪些重要的函数？
2. 非参检验和参数检验的区别是什么？
3. 简要概述回归分析的基本步骤。

第五章　医学数据建模与机器学习

学习目标

- 掌握　机器学习的分类及基本概念；机器学习的经典算法，以及不同模型的性能评价。
- 了解　R语言中机器学习相关程序包的使用。

通过前面章节的学习，已经掌握了使用R语言进行数据读取、数据清洗、多种缺失值处理的方法，至此得到的是一份"干净"的可用于后续分析的数据。本章将介绍机器学习领域的基本概念、经典算法与原理，并基于不同的数据集分别讲解有监督学习中的分类任务与无监督学习中的聚类任务。希望通过本章的学习，读者能够结合自身所在领域的实际医学问题，利用R语言开展医学数据建模与机器学习实践。

第一节　机器学习概述

机器学习是一种基于模式识别的技术，它使用计算机基于数据构建模型并运用模型对数据进行预测与分析。机器学习的主要特点是以数据为驱动，横跨计算机科学、工程技术和统计学等多个学科。目的是对未知数据进行预测与分析。随着电子病历系统和医学影像技术的广泛应用，医学领域积累了大量的数据，从临床症状到影像特征，都需要借助机器学习算法进行挖掘与分析。具体而言，机器学习在医学数据挖掘中的应用主要包括以下几个方面：药物检测和分析；疾病诊断；远程健康监测；辅助诊疗；医学影像诊断；流行病暴发预测，以及临床试验研究。

在医学领域，循证医学的核心思想是通过对证据文献进行系统分析，识别最佳的临床证据制定决策。随着医学文献数量的急剧增加，人工筛选的方式已不能满足需求。因此，基于机器学习的方法进行文献筛选、证据识别被广泛应用于循证医学研究中。机器学习一般可以分为两类：有监督学习和无监督学习。

有监督学习是指建模所使用数据的输出是已知的。例如，可以基于患者的体征/身体状况（如身高、体重、吸烟状况等）构建一个模型，预测某个结局指标（如5年内发生糖尿病）发生的可能性，模型的训练数据里必须同时包含患者体征和实际患者是否确诊。在模型训练成功后，可以将模型应用于新数据，并作出结果预测。有监督学习训练的模型预测结果可以是离散的（如正例或负例、良性或恶性）或连续的（如从0~100的分数）。产生离散类别（有时称为类）的模型称为分类算法。分类算法的例子包括预测肿瘤是良性还是恶性，或者确定患者的评论是否传达了积极或消极的情绪。在实践中，分类算法通常返回预测数据属于每一类的概率（0表示不可能，1表示确定）。在预测结果为两种类别（正例或负例）的情况下，会将返回概率>50%的数据预测为正例，也可以根据需要更改阈值以提高算法性能。返回值为连续值的模型称为回归算法。在机器学习中，回归算法可用于预测个体的预期寿命或可耐受的化疗剂量。

与有监督学习相反，无监督学习所用数据集的输出是未知的。在无监督学习中，模式由算法寻找，无须任何监督信息的输入。因此，无监督学习技术是探索性的，用于发现数据集中出现的未定义模式或聚簇。这些技术通常被称为降维技术，包括主成分分析、潜在狄利克雷分析和t-分布式随机邻域嵌入（t-SNE）。本章重点介绍有监督学习，然而，无监督学习有时与有监督学习结合使用，以减少有监督学习模型构建过程中所用到的特征数量，通过将数据集中的信息压缩为更少的特征或维度，可以避免数据维度过多所导致的计算成本过高等问题。

在本章后面的介绍与算法的讲解中都将使用威斯康星州乳腺癌数据集。该数据集可从加州大学欧文分校（UCI）机器学习库公开获取（下载链接：http://archive.ics.uci.edu/ml/machine-learning-databases/breast-cancer-wisconsin/breast-cancer-wisconsin.data）。

威斯康星州乳腺癌数据集由取自乳房肿块的细胞特征组成。细针抽吸（fine needle aspiration，FNA）采样是肿瘤学中一种常见的诊断程序。用于形成该数据集的临床样本收集自1989年1月至1991年11月。该数据集包含699个临床样本，即699个实例所组成的集合，称为样本集。每个实例或样本都包括一个ID号、对应的诊断和属于它的一组特征/属性（即肿块厚度、细胞大小的均匀性、细胞形状的均匀性、边际附着力、单个上皮细胞大小、裸核、乏味染色体、正常核、有丝分裂）。在这个数据集中，458个实例（65.5%）被标记为良性，241个实例（34.5%）被标记为恶性。良性病例对应2级，恶性病例对应4级。

该数据集的特征是从每个FNA图像识别（图5-1）或者计算出来的，该数据集有9个特征，对于特定实例，每个特征都按照1~10的等级进行评估，1表示最接近良性，10表示最接近恶性。表5-1列出了所有9个特征，以及实例编号、样本ID和类别。完整的数据集是一个699×12的矩阵（每个实例有1个标识号、9个特征和1个结果）。

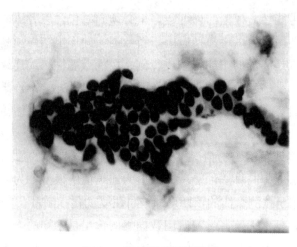

图5-1　乳房肿块图像示例

表5-1　威斯康星州乳腺癌数据集属性

实例编号	样本ID	特征									输出
		肿块厚度	细胞大小的均匀性	细胞形状的均匀性	边际附着力	单个上皮细胞大小	裸核	乏味染色体	正常核	有丝分裂	类别（诊断）
1	1000025	5	1	1	1	2	1	3	1	1	2
2	1002945	5	4	4	5	7	10	3	2	1	2
3	1015425	3	1	1	1	2	2	3	1	1	2
⋮	⋮	⋮	⋮	⋮	⋮	⋮	⋮	⋮	⋮	⋮	⋮
699	897471	4	8	8	5	4	5	10	4	1	4

　　根据这个样本集中细胞组织FNA所反映的特征，可以学习或训练模型判断被检者是否患有乳腺癌。从数据中学得模型的过程称为学习或训练，这个过程通过执行算法来完成。训练过程中使用的数据称为训练数据，其中每个样本称为训练样本。训练样本组成的集合称为训练集。学得模型后，对模型性能进行评估的过程称为测试，所使用的样本称为测试样本。该过程如图5-2所示。

　　一个完整的机器学习过程可拆分为多个步骤，包括前期的目标分析、数据准备、特征工程，中期的模型训练与调优，以及后期的性能度量与模型部署应用。机器学习的通用流程如图5-3所示。

　　1. 目标分析　是机器学习前期准备的一个重要步骤，包含需求分析和类型分析。

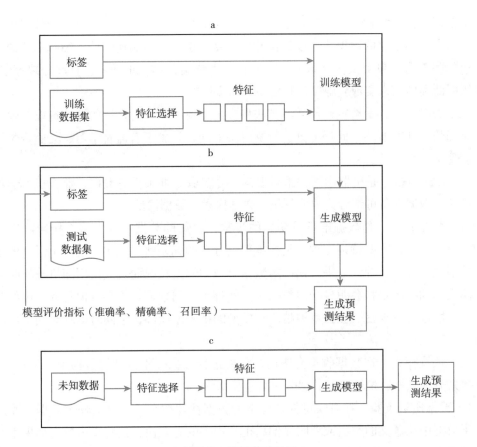

图5-2 监督学习图示

注：a. 训练；b. 验证；c. 将算法应用至新数据

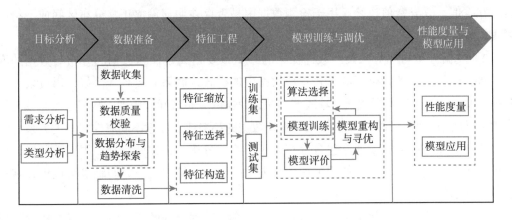

图5-3 机器学习的通用流程

（1）需求分析：是指在构建机器学习模型前，确定机器学习模型的使用场景、需要解决的业务和技术问题。例如，如果想要判断一名患者是否患有乳腺癌，其中的具体目标就是根据细胞组织 FNA 样本特征进行乳腺癌患病概率的预测。分析已有的数据集可以提供的信息，如现有的数据集可以提供肿块厚度、细胞大小的均匀性、细胞形状的均匀性、边际附着力、单个上皮细胞大小、裸核、乏味染色体、正常核、有丝分裂等信息，需要依据此类信息来实现乳腺癌预测模型的初步构想。

（2）类型分析：是选定机器学习算法种类的重要步骤，为之后的算法选取与模型训练提供铺垫。如前所述，此处为分析所要解决的问题是属于有监督学习、无监督学习还是半监督学习。

2. **数据准备**　是机器学习中最重要的一个步骤，如果没有数据，那么机器学习便无从谈起，数据准备可细分为数据收集、数据探索与数据清洗。

（1）**数据收集**：是数据准备最初始的步骤，收集的数据的种类将直接影响模型训练的结果。其中，需要特别注意的是样本数据分布的偏差状况，实际生产生活中的数据往往并不是均匀分布的，如果无视样本数据分布的偏差状况而直接使用随机抽样收集数据，模型的训练结果将会明显偏向数据较多的种类。而数据量将影响模型的精确度与训练时间，数据量越丰富、覆盖范围越广，模型的精确度越高，但同时训练时间也可能会增加。

（2）**数据探索**：在数据收集完毕后，需要进行数据探索以掌握数据中的基本状况。数据探索分为数据质量校验、数据分布与趋势探索。

1）数据质量校验：在真实世界环境下的数据往往掺杂了大量的噪声数据。噪声数据是指数据中无意义的空值或者明显偏离正常水平的异常值，这些噪声数据如果不经过处理直接进入模型，将会严重影响模型效果。

数据质量校验包括一致性校验、缺失值校验、异常值校验。①一致性校验：用于检测数据之间的一致性，包括时间校验、字段校验等。②缺失值校验：用于检测数据中是否存在空值。③异常值校验：用于检测数据中是否存在明显偏离正常分布区间或不符合逻辑的数据。

2）数据分布与趋势探索：数据探索的一个重要目的是探索数据的分布与数据的变化趋势，以图形或统计指标的方式发现数据中的模式、联系和关系。例如，通过最大值和最小值、中位数等指标或通过箱线图，探索数据的分布区间和密度。数据分布与趋势探索常用于数据分组、识别潜在的模式、发现数据的趋势或者探索不同属性之间的关系。

数据分布与趋势探索通常包含分布分析、对比分析、描述性统计、周期性分析、贡献度分析和相关性分析等，使用可视化图表如条形图、箱线图、时间轴等可以更直观地展示数据的状况。

（3）**数据清洗**：是数据准备的最后一道工序，数据清洗的质量将直接影响模型效果与最终结论。数据清洗是清洗数据中的噪声数据，处理数据中存在的缺失值、异常值与不一致值。

数据清洗的内容包括缺失的数据、格式与内容不规范的数据、重复的数据、取值异常的数据、存在矛盾的数据等。在进行数据清洗的过程中，还要注意具体情况具体分析。例如，缺失严重的数据字段可能需要删除，缺失不严重但比较重要的字段可以进行插补，而一些相关性不强的缺失字段可能并不需要插补。

3. **特征工程** 是机器学习中一个重要的前置步骤，会直接影响机器学习的效果，通常需要大量的时间。特征工程是一个将原始数据中的特征进行缩放、筛选和构造的过程。特征需要能够很好地描述原始数据的状况，从而提升模型的训练速度与拟合效果。特征工程包括特征缩放、特征选择和特征构造等步骤。

（1）特征缩放：包含数据标准化、one-hot编码和数据离散化。

1）数据标准化：将数据中量纲差异尽可能缩小，直接使特征的取值范围落入一个更小的区间内。由于数据中不同特征的取值范围不一样，直接进行分析会导致结果的准确性受影响，因此需要对数据进行标准化处理。

2）one-hot编码：将离散型的特征使用N位状态寄存器对特征的N个状态进行编码，每个状态都对应拥有独立的编码位，并且在任意时刻只有一个编码位有效。将离散型的特征进行one-hot编码后，特征的每个状态变得更为独立，更方便进行距离计算。

3）数据离散化：是将连续型特征按照分割点进行划分，最终转化为离散型的特征。部分分类算法要求输入的数据是离散化的，因此，需要将连续型特征离散化后才能进行模型训练。

（2）特征选择：是指按照特征的重要性对特征进行排序，或者依据具体的业务需求从特征集合中挑选一组最具有统计学意义的特征子集，从而达到降维的目的。原始数据中的特征对于目标类别的作用并不相同，特征选择能够剔除一些与目标无关的或者相关性不强的特征，减少进入模型的数据量，从而提高训练速度。

（3）特征构造：是指在原始数据原有特征的基础上，构建新的更适合于机器学习算法的特征。特征构造常用于文本分析、图像分类和用户行为分析等领域。文本和图像的原始数据中的特征往往难以直接用于机器学习，而且用户的行为特征也往往隐藏在原始数据特征中，这时就需要从原始数据的特征中进行提取，构造出新的满足算法要求的更为显著的特征。

4. **模型训练与调优** 在完成以上前期准备工作后，将进入模型训练与调优的步骤，具体包括数据集划分、算法选择与模型训练。

（1）数据集划分：数据集用于监督学习时，通常需要划分为训练集、验证集与测试集。①训练集：用于进行模型训练。②验证集：用于在训练过程中检验模型的性能和收敛情况，通常用于调整模型参数，根据几组验证集上的表现决定哪组参数能使模型拥有最好的性能。③测试集：用于测试模型对于未知数据的拟合效果，防止模型对训练集数据特征的过拟合，而没有抽象得出更为通用的规划。

（2）算法选择与模型训练：模型训练前需要针对问题的类型选择合适的算法，同类算法也需要多准备几个备选算法进行效果对比。算法的复杂度与模型训练时间呈正相关，算法复杂度越高，模型训练时间往往也越长，而结果的精度可能与简单的算法相差无几。

仅训练模型往往无法达到理想的精度与效果，需要进行模型调优迭代提升模型的效果。模型调优往往是一个复杂冗长的过程，需要多次对模型的参数进行修正。调优的同时需要权衡模型的精度与泛化性，在提升模型精度的同时还需要避免造成过拟合。

5. 性能度量与应用　模型训练完毕后，需要对模型的性能进行度量，选出评价最优的模型。针对不同类型的机器学习任务，如分类、回归、聚类等，所用到的性能度量指标也不同。例如，分类模型常用的性能度量指标有准确率、曲线下面积（AUC）等。同一性能度量指标也往往适用于多种类型的机器学习任务。而对于实际的生产环境，其性能度量的侧重点也不同，不同的业务场景对模型的性能有不同的要求。

第二节　有监督学习

本节将对有监督学习中常用的经典算法原理及其在 R 语言中的实现进行介绍。本节代码示例所用数据集来自 UCI 机器学习数据库中的威斯康星州乳腺癌数据。建模的目的是根据细胞组织 FNA 所反映的特征，判断被检者是否患有乳腺癌。

一、分类

1. K 近邻（K-nearest neighbor，KNN）算法　属于一种惰性学习方法，它不要求算法具备显性学习过程。KNN 算法源于"物以类聚，人以群分"的思想，即具有相同类别的对象之间的距离应该很接近，因此可以使用一个样本的 K 个相近邻居的信息来对该样本进行类别的标记。K 是一个可选项，表示可使用的邻居数量。在选定 K 后，对于测试数据集中的每一个无标记的样本，KNN 通过距离计算确定训练数据集中与该样本距离最近的 K 条样本，将测试样本赋予 K 个近邻中占比最大的类别。

KNN 算法中距离的计算方法可以有很多种。常用的有欧氏距离与曼哈顿距离，具体计算公式如下：

$$欧式距离 = \sqrt{\sum_{i=1}^{k}(x_i - y_i)^2}$$

$$曼哈顿距离 = \sum_{i=1}^{k}|x_i - y_i|$$

其中，x、y 为维度为 k 的样本集 D 中的 2 个样本，分别为 x、y 第 i 个维度上的特征值。

R 语言中的 kknn 包提供了一个标准的 KNN 算法实现，kknn（）函数的语法如下：

```
kknn(formula = formula(train),train,test,na.action = na.omit(),k = 7,distance = 2,kernel =
"optimal",ykernel = NULL,scale=TRUE,contrasts = c('unordered' = "contr.dummy",ordered =
"contr.ordinal"))
```

kknn 函数的重要参数释义，如表5-2所示。

表5-2 kknn 函数的重要参数释义

参数	意义
formula	指定模型的形式，即目标变量~特征变量，或简写为y~.，表示输入变量为除y外的所有变量
train	训练数据集
test	测试数据集
na.action	指定缺失值的处理方法，默认为去掉含有缺失值的样本
k	指定k值，默认为7
distance	指定距离参数，如distance=2时，表示采用欧式距离作为距离变量

下面将kknn（ ）函数应用于乳腺癌分类模型的构建。

首先，进行数据准备：

```
# 导入数据集，以逗号分隔，将缺失值 "?" 都替换为 "na"
breast = read.table("breast-cancer-wisconsin.data",sep=",",header=FALSE,na.strings="?")
# 为数据集设置列名
names(breast)<-c("ID","clumpThickness","sizeUniformity","shapeUniformity","maginalAdhesion","singleEpithelialCellSize","bareNuclei","blandChromatin","normalNucleoli","mitosis","class")
# 第一列 ID 不纳入后续分析
df <-breast[-1]
# 类别标签列，从数值列转换成因子列 ,levels 对应原始数值 ,labels 对应后续字符
df$class <-factor(df$class,levels=c(2,4),labels=c("benign","malignant"))
# 为了保证结果的可复制性，需要设定随机种子
set.seed(123456)
```

```
#7:3 比例划分训练集与测试集
train <-sample(nrow(df),0.7*nrow(df))
df.train <-df[train,]        # 测试集
df.test <-df[-train,]        # 训练集
table(df.train$class)        # 查看训练集
table(df.test$class)         # 查看测试集
```

经过以上操作得到了测试集和训练集，其中良性样本和恶性样本的分布如表5-3所示。

表5-3　按照7：3比例划分的训练集与测试集

	训练集		测试集	
	benign	malignant	benign	malignant
样本数量	312	177	146	64

下面应用kknn（）函数进行分类模型构建。首先需要进行kknn包的安装并导入。

```
# 安装 kknn 包
install.packages("kknn ")
# 导入 kknn 包
library(kknn)
```

准备就绪，使用kknn（）函数进行建模操作，分别对 K 取值为1、2、3、5、10。

```
# 分别取值 K=1,2,3,5,10, 并训练模型
fit.knn1 <-kknn(class~.,df.train,df.test,k=1)
fit.knn2 <-kknn(class~.,df.train,df.test,k=2)
fit.knn3 <-kknn(class~.,df.train,df.test,k=3)
fit.knn5 <-kknn(class~.,df.train,df.test,k=5)
fit.knn10 <-kknn(class~.,df.train,df.test,k=10)
```

模型构建完成后，使用summary（fit.knn5）查看模型结果，可以看到模型返回的结果是一组概率值，表示测试样本所属不同类别的概率，即离测试样本最近的 K 个邻居中阳性、恶性样本的比例。

可以用以下语句直接查看模型针对测试样本的预测结果：

```
summary(fit.knn5)
```

生成混淆矩阵，查看模型性能：

```
df.test <-na.omit(df.test)# 测试集移除缺失值
# 查看混淆矩阵
table(df.test$class,fit)
```

由以上过程可以看出，KNN算法需要对K值进行选择，K值会对模型的结果产生影响。

如果选择较小的K值，即用较小的邻域中的训练集实例进行预测，会导致学习的偏差（bias）减小，即只有与输入实例较近的（相似的）训练实例才会对预测结果起作用。其缺点是学习的方差（variance）会增大，即预测结果会对近邻的实例点非常敏感：只要变换一下训练集中的实例，邻居实例就会变化很大，从而导致预测结果变化很大。换言之，K值的减少会使整体模型变得复杂，容易发生过拟合。反之，如果选择较大的K值，即用较大的邻域中的训练集实例进行预测，优点是可以减少学习的方差，但缺点是学习的偏差会增大。这时与输入实例较远的（不相似的）训练实例也会对预测起作用，使预测发生错误。即K值的增大会使整体模型变得简单。一种极端情况，当$K=N$（N为训练样本个数），此时无论输入实例是什么，都只是简单地预测它属于训练实例中最多的类，模型过于简单，忽略了训练实例中大量有用信息。

在实际应用中，K一般在3~10之间取值，或取训练集的平方根，也可以通过交叉检验方法得到一个比较合适的K值，将本章第三节中详细介绍。

KNN算法的优势在于：①简单有效，由于是惰性学习算法，所以训练时间开销为零。②用户不需要假设数据的分布。③只要对给定样例选取合适的距离测量方法，算法就可以处理任意类型的数据。

KNN算法的不足在于：①需要选择合适的K值。②算法性能依赖于数据集维度大小，如果要处理高维数据，应该先对数据进行降维操作以提高算法的性能。

2. **朴素贝叶斯算法**　是将贝叶斯定理应用于分类问题的一种方法。之所以这样命名是因为该算法针对数据进行了"简单"的假设，即认为数据集的所有特征具有相同的重要性和独立性。

朴素贝叶斯算法假设特征变量都是条件独立的，即预测变量（x）对分类结果（c）的影响与其他变量对c的影响是相互独立的。算法利用下列公式计算得到后验概率$P(c \mid x)$：

$$P(c \mid x)=(P(x \mid c)P(c))/(P(x))$$

以乳腺癌数据举例说明，想要计算在已知9个特征（肿块厚度、细胞大小的均匀性、细胞形状的均匀性、边际附着力、单个上皮细胞大小、裸核、乏味染色体、正常核、有丝分裂）时，预测样本是否患有乳腺癌，即：

$$P（乳腺癌｜肿块厚度\cap\cdots\cap有丝分裂）$$
$$=（P（肿块厚度\cap\cdots\cap有丝分裂｜乳腺癌）P（乳腺癌））/$$
$$（P（肿块厚度\cap\cdots\cap有丝分裂））$$

根据朴素贝叶斯原理，各特征具有独立性，则：

$$P（肿块厚度\cap\cdots\cap有丝分裂｜乳腺癌）$$
$$=P（肿块厚度｜乳腺癌）\times\cdots\times P（有丝分裂｜乳腺癌）$$

故在已知特征下计算是否患有乳腺癌的概率问题转化为分别计算：已知患有乳腺癌的概率下分别具有各个特征的概率、各特征分别的概率，以及数据集样本整体患有乳腺癌的概率。

在以上计算过程中需要注意一个问题，在计算已知患有乳腺癌情况下各特征概率时，即 P（肿块厚度｜乳腺癌）$\times\cdots\times P$（有丝分裂｜乳腺癌），如果其中某一个概率为0，则整体为0，表明该样本患有乳腺癌的概率为0，未患乳腺癌的概率为100%。然而，这样的预测结果并没有意义，这条样本的其他特征极可能导致乳腺癌，只因为一个特征的概率计算则将其判为100%非患癌，该样本很可能被错误地分类了。在朴素贝叶斯计算公式中，概率是链式相乘的，所以概率为0的值将导致患癌概率为0，即一个特征能够有效抵消或否决其他所有的证据。为解决这个问题，在朴素贝叶斯算法中引入了拉普拉斯估计（Laplace estimator）的方法，它的思想是给每个计数加上一个较小的数，用以保证每类中的每个特征发生的概率是非零的。通常情况下，拉普拉斯估计的数值设定为1，即保证每类特征至少在数据集中出现一次。

R 语言中 e1071 包和 klaR 包中的 naiveBayes（）函数都可以实现朴素贝叶斯分类。现以 e1071 包中 naiveBayes（）函数为例进行讲解。e1071 包中 naiveBayes（）函数语法如下。其中，naiveBayes（）函数的常用参数见表5-4。

```
m = naiveBayes(train,calss,laplace = 0)
```

表 5-4　naiveBayes 函数的常用参数

参数	意义
train	训练数据集
class	包含训练数据每一行的分类的一个因子向量
laplace	控制拉普拉斯估计的一个数值，默认为0，表示禁用拉普拉斯估计

NaiveBayes 函数返回一个朴素贝叶斯模型对象，该对象能够用于预测，将预测模型应用于测试集的语法如下。其中，predict（）函数的常用参数见表5-5。

```
p = predict(m,test,type="class")
```

表 5-5　predict 函数的常用参数

参数	意义
m	由函数 NaiveBayes（）预测的一个模型
test	测试数据集
type	取值为"class"或"raw"，标识预测是最可能的类别值或者原始的预测概率

predict（）函数返回一个向量，根据参数 type 的值，该向量含有预测的类别值或者原始预测的概率值。

下面使用 e1071 包中 naiveBayes 分类函数作为例子，应用于乳腺癌分类系统的构建。如前所述，完成相关数据准备，获得训练数据集和测试数据集。

首先需要安装 naiveBayes（）函数的 e1071 包，并导入包：

```
# 安装 e1071 包
install.packages("e1071")
# 导入 e1071 包
library(e1071)
```

随后，进行朴素贝叶斯分类模型的构建：

```
# 训练模型
fit.nb <-naiveBayes(class~.,data=df.train)
# 模型应用于测试集
nb.pred <-predict(fit.nb,df.test)
# 生成混淆矩阵
nb.perf <-table(nb.pred,df.test$class,dnn=c("Actual","Predicted"))
nb.perf
```

朴素贝叶斯算法的优势在于其相对简单，应用直接。它适合于训练数据集规模较小、有可能存在某种缺失及噪声数据的情况，预测值的概率计算过程较为简单。不足之处在于它假设所有特征变量之间相互独立并且同等重要，这个前提在真实世界数据中很难成立。

3.　决策树（decision tree）　是一大类常见的机器学习方法。它通过对特征属性不断划分得到多层次的树形结构，根据测试样本落入的叶子节点中占比最多的类别对该测试样本进行预测。

　　决策树包括有向边与3类节点：①根节点（root node），表示第一个特征属性，只有出边没有入边。②内部节点（internal node），表示特征属性，有1条入边至少2条出边。③叶子节点（leaf node），表示类别，只有1条入边没有出边。

　　以乳腺癌分类任务为例，希望从给定的训练数据集中学得一个决策树模型用以对新的实例进行分类，这个把样本分类的任务，可以看作对"当前样本属于良性样本吗？"这个问题的决策过程。要对"这个样本是良性吗？"这样的问题进行决策时，需要先判断"细胞大小的均匀性"，再看"裸核的大小"，最后看"肿块厚度"，依次对每个特征判断下来，最后得出决策"这是一个良性样本"。决策过程见图5-4。

　　以上过程即决策树的构建流程，即：①从根节点开始，对样本集的某一属性进行测试，根据测试结果将样本分配到某个节点（选择适当的分支）。②如果沿着该分支可能到达叶节点或者到达另一个中间节点时，那么就使用新的测试条件递归执行下去，直到到达一个叶节点。当到达叶节点时，树的分支就停止生成。

　　递归过程如下：①若节点中所有记录都属于同一个类，则该节点是叶节点。②若节点中包含属于多个类的记录，则选择一个属性测试条件，将记录划分成较小的子集。对于测试条件的每个输出，创建一个子节点，并根据测试结果将父节点中的样本分布到子节点中。然后，对于每个子节点，返回①进行判断。

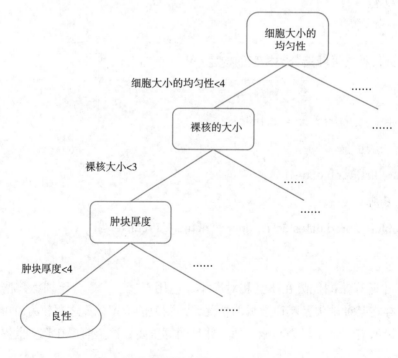

图5-4　基于决策树的乳腺癌分类预测模型

　　通过以上过程描述，发现在决策树的构建过程中要解决两个关键问题：每一次分裂特征的属性如何选择，以及什么时候应该停止分裂。有两种自然情况应该停止分裂：一是该节点对应的所有样本记录属于同一类别，无须再进行划分；二是该节点对应的所有样本的特征属性值相同，无法划分，在这种情形下，把当前节点标记为叶节点，并将其类别设定为该节点所含样本最多的类别。

常用的决策树算法包含ID3、C4.5和分类与回归树（classification and regression trees，CART）。CART算法因生成规则简单易懂，广泛应用于辅助决策医疗决策应用中，本节重点讲解CART算法。CART算法生成的是一个结构简洁的二叉树，包含一个根节点、若干条边、若干内部节点和若干叶节点。

从图5-4可以看出，通过迭代划分特征从而将样本集分为尽可能同质的子集。例如，在第一次迭代中，选取"细胞大小的均匀性"作为划分特征，以4作为切分值将样本集D划分为两个子集D_1和D_2。在此，切分值的大小就是使用信息增益（information gain，IG）的方法来确定的，根据以下公式以获得最大化信息增益：

$$IG(D_1, D_2) = I(D) - \frac{n_1}{n}I(D_1) - \frac{n_2}{n}I(D_2)$$

式中，$IG(D_1,D_2)$表示将样本集D划分为样本量分别为n_1和n_2的子集D_1、D_2后的分类正确度。$IG(D_1, D_2)$取决于所选取的不纯度函数（impurity function）$I(D)$，$I(D)$度量样本集中类别的混乱度。需要通过寻找最佳特征及对应的划分值来最大化$IG(D_1, D_2)$，从而将样本全集D尽可能正确地划分为与类别相关的同质子集和异构子集。

不纯度的度量方法有信息熵（information entropy）、基尼指数（gini index）等。信息熵的计算公式如下：

$$I_e(D) = -\sum P_k \log_2(P_k)$$

基尼指数的计算公式如下：

$$I_g(D) = 1 - \sum P_k^2$$

两式中，P_k表示样本D中的样本为第k类样本的概率，其中k表示样本的类别数量。以上不纯度的度量方式是等价的，在等概率分布时达到最大值。在样本D中所有样本为同一类时，即$P_k=1$时，不纯度达到最小值，即$I_e(D)=I_g(D)=0$。由于信息熵的计算过程需要取对数，所以计算量较大。

R语言中实现CART算法模型常用rpart包中的rpart（）函数，见表5-6。

表5-6 rpart（）函数的常用参数

参数	意义
formula	指定模型的形式，即目标变量~特征变量，或简写为y~.，表示输入变量为除y外的所有变量
data	训练集

续　表

参数	意义
method	根据树末端的数据类型选择对应的特征切分函数。有以下4种选择：连续型（方差分隔，anova）、离散型（分类分隔，class）、计数型（泊松分隔，possion）及生存分析数据（指数分隔，exp）。在默认情况下，算法可以根据目标变量的类型自动选择合适的方法，但在实际应用过程中，应尽量指定该参数
parms	指定切分函数对应的参数。连续型方差分隔不需要设定该参数；泊松分隔和指数分隔需要指定先验分布的变异系数，默认值为1；对于分类分隔，需要指定先验概率分布向量、损失矩阵及不纯度指标，默认情况下，先验概率为各类计数占总数的比例，损失矩阵的非零值为1，不纯度指标为基尼系数
control	指定每个节点上的最小样本量、交叉验证次数及复杂性参数

下面将使用rpart包将决策树分类算法应用于乳腺癌分类任务，仍然使用前面已经准备好的训练集与测试集。

同样，首先安装rpart包并导入包：

```
# 安装 rpart 包
install.packages("rpart ")
# 导入 rpart 包
library(rpart)
```

随后，构建决策树模型：

```
# 设置随机种子
set.seed(123456)
# 训练决策树分类模型, 生成树
dtree <-rpart(class~.,data=df.train,method="class",parms=list(split="information"))
```

生成决策树之后，可以查看所构建模型的节点信息。在返回结果中，n=489代表所用训练样本的大小，loss表示分类错误的代价，yval表示分类结果（本例中为"benign"和"malignant"），yprob为两类的百分比（左边的值为类标记"benign"的样例百分比，右边的值为类标记"malignant"的样例百分比），后面带"*"的表示该特征为最终生成的决策树模型所用到的特征。

```
dtree
# 返回结果
#n= 489
```

```
#node),split,n,loss,yval,(yprob)
        * denotes terminal node


#1)root 489 177 benign(0.638036810 0.361963190)
#   2)sizeUniformity< 3.5 324    25 benign(0.922839506 0.077160494)
#      4)bareNuclei< 2.5 281     1 benign(0.996441281 0.003558719)*
#      5)bareNuclei>=2.5 43    19 malignant(0.441860465 0.558139535)
#       10)clumpThickness< 3.5 16    1 benign(0.937500000 0.062500000)*
#       11)clumpThickness>=3.5 27    4 malignant(0.148148148 0.851851852)*
#   3)sizeUniformity>=3.5 165    13 malignant(0.078787879 0.921212121)*
```

也可以使用printcp（dtree）查看所生成决策树模型返回的各项参数。其中比较重要的是CP，该参数可以作为控制树规模（nsplit）的惩罚因子。简而言之，复杂度参数（complexity parameter，CP）的值越大，树分裂的规模越小。rel error表示当前分类模型树与空树之间的平均偏差比值。xerror的值是通过使用10折交叉验证得到的相对误差，xstd表示相对误差的标准差。

```
printcp(dtree)
# 返回结果
#Classification tree:
#rpart(formula = class ~ .,data = df.train,method = "class",
    parms = list(split = "information"))


#Variables actually used in tree construction:
[1] bareNuclei     clumpThickness    sizeUniformity


Root node error:177/489 = 0.36196


n= 489
```

	CP	nsplit	rel error	xerror	xstd
1	0.785311	0	1.00000	1.00000	0.060039
2	0.053672	1	0.21469	0.27119	0.037172
3	0.010000	3	0.10734	0.17514	0.030443

可以将生成的树模型进行可视化展示，生成结果（图 5-5）。

```
install.packages("rpart.plot")# 安装画图包
library(rpart.plot)
#type=2 画出每个节点下分割的标签 ,extra=104 画出每一类的概率以及每个节点处的
样本占比 ,fallen.leaves=TRUE 在图的底端显示终端节点 ,关于 prp() 函数更多的参数可
以使用 ?prp 在 R 中进行查看

prp(dtree,type = 2,extra=104,fallen.leaves=TRUE,roundint=FALSE,main="Decision Tree")
```

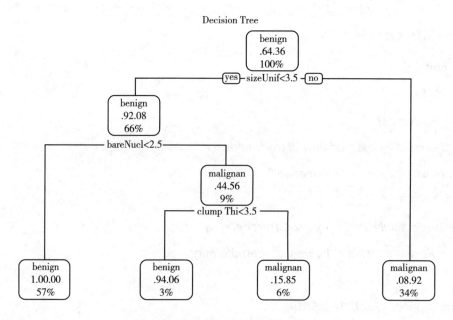

图 5-5　可视化生成分类树模型

4. 随机森林　当使用决策树算法来构建乳腺癌分类预测模型时，如果对单个树模型的预测结果不满意，可以考虑生成多棵分类树，形成一片森林，即随机森林。随机森林是基于决策树的集成学习算法。集成学习是指将多个分类器的预测结果进行组合得到最终决策以获得更好的性能。随机森林是一个包含多个决策树的分类器，通过投票来得

到最终的分类结果。

R语言中的randomForest包提供了经典的随机森林回归和分类算法，它的语法格式如下，常用参数见表5-7。

```
randomForest(x,y=NULL,xtest=NULL,ytest=NULL,ntree=500,
            mtry=if(!is.null(y)&& !is.factor(y))
            max(floor(ncol(x)/3),1)else floor(sqrt(ncol(x))),
            replace=TRUE,classwt=NULL,cutoff,strata,
            sampsize = if(replace)nrow(x)else ceiling(.632*nrow(x)),
            nodesize = if(!is.null(y)&& !is.factor(y))5 else 1,
            maxnodes = NULL,
            importance=FALSE,localImp=FALSE,nPerm=1,
            proximity,oob.prox=proximity,
            norm.votes=TRUE,do.trace=FALSE,
            keep.forest=!is.null(y)&& is.null(xtest),corr.bias=FALSE,
            keep.inbag=FALSE,...)
```

表5-7　randomForest（）函数的常用参数

参数	意义
mtree	指定随机森林中树的数量。默认值为500，通常取值为500~1000，具体可根据实际情况而定
mtry	指定分类与回归树分裂时随机选取的特征数量。假设特征维度为Q，在默认情况下分类问题的mtry取值为$\sqrt{Q}$，回归问题的mtry取值为$\frac{Q}{a}$

关于randomForest（）函数更多的参数可以使用randomForest在R中进行查看。

同样，首先安装randomForest包并导入包：

```
# 安装 randomForest 包
install.packages("randomForest")
# 导入 randomForest 包
library(randomForest)
```

随后，构建随机森林模型，并查看所构建的模型：

```
# 设置随机种子
set.seed(123456)
# 使用平均值填充缺失
df.train$bareNuclei[is.na(df.train$bareNuclei)==T] <-mean(df.train$bareNuclei,na.rm=T)
# 训练随机森林分类模型
forest<-randomForest(class~.,data=df.train,importance=T)
# 查看所构建的随机森林
forest
#Call:
# randomForest(formula = class ~ .,data = df.train,importance = T,    na.action = na.omit)
                Type of random forest:classification
                    Number of trees:500
#No. of variables tried at each split:3
        OOB estimate of    error rate:3.12%
#Confusion matrix:
            Benign      malignant      class.error
#benign        295          9          0.02960526
#malignant      6          170         0.03409091
```

由以上可见，构建的是分类随机森林，没有指定生成树的数量，所以按照默认值生成了 500 棵树，因为预测变量的类型为因子型（factor），所以每次分裂随机选取的特征数 mtry=$\sqrt{9}$（数据集中共有 9 个特征），即 3。

大多数的机器学习模型，需要人为把数据集划分成训练集和验证集，但是随机森林省去了这步，因为它用了 bootstrap，不是所有的数据集都用来建树。训练数据集是 bootstrap 数据，验证数据集是剩下的样本，又称为袋外数据（out-of-bag data，OOB）。下面是混淆矩阵，即 9 个良性样本被预测模型分到了恶性样本中，6 个恶性样本被分到良性样本中。

使用训练好的模型对预测数据集进行分类预测，并查看混淆矩阵：

```
forest.prediction=predict(forest,df.test)
table(forest.prediction,df.test$class)
```

评估所建模型各特征的重要性：

```
importance(forest,type=1)

#                                      MeanDecreaseAccuracy
#clumpThickness                23.332316
#sizeUniformity              20.527085
#shapeUniformity             17.524441
#maginalAdhesion             10.949394
#singleEpithelialCellSize    13.015886
#bareNuclei                  28.390960
#blandChromatin              18.138671
#normalNucleoli              12.720689
#mitosis                      9.306073
importance(forest,type=2)
#                                      MeanDecreaseGini
#clumpThickness               15.430615
#sizeUniformity              53.439495
#shapeUniformity             43.565826
#maginalAdhesion              5.514350
#singleEpithelialCellSize    18.536486
#bareNuclei                  44.264226
#blandChromatin              30.526146
#normalNucleoli              11.612891
#mitosis                      2.267748
```

　　type=1表示特征的重要性评分，袋外数据自变量值发生轻微扰动后的分类正确率与扰动前分类正确率的平均减少量，即计算精度下降，平均精度的减少值。值越大说明这个特征对模型越重要。type=2表示基尼指数，即节点纯度，值越大纯度越低。

　　也可以通过调用varImpPlot函数绘制变量重要性曲线（图5-6）。

```
varImpPlot(forest)
```

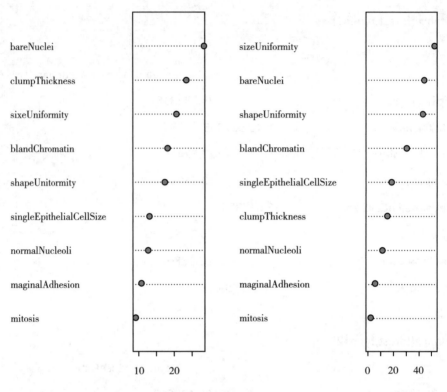

图 5-6　特征重要性示例

5. **支持向量机**　主要思想是构建一个超平面（或一组超平面），使得高维特征空间内两个类的边缘间隔最大化。定义这些超平面的向量就被称为支持向量。回到乳腺癌分类问题上，就是要在高维空间找到一个超平面，可以将良性乳腺癌样本和恶性乳腺癌样本完全分隔开，这样就可以使用这个超平面来预测新的实例类别。支持向量机的主要过程就是求解这个分隔超平面。

在二维空间里的超平面就是一条直线，然而在现实世界的许多应用中，不同类别的样本是线性不可分的。在这种情况下，支持向量机算法将使用一种称为核技巧（kernel trick）的处理方式将问题映射到一个更高维的空间，在高维空间里可以有效地把观测数据变成线性可分。

一般情况下，核函数用希腊字母 ϕ 表示，即 $\phi(x)$ 是将数据变换到另一个空间的映射。因此，一般的核函数将一些变换应用于特征向量 x_i 和 x_j，并对它们使用点积，并返回一个单一的数值：

$$K(\vec{x_i}, \vec{x_i}) = \phi(\vec{x_i}) \cdot \phi(\vec{x_j})$$

常用的几种核函数的变换如下。

线性核函数（linear kernel）不需要变换数据，它可以简单地表示为特征的点积：

$$K(\vec{x_i}, \vec{x_i}) = \vec{x_i} \cdot \vec{x_j}$$

次数为d的多项式核函数（polynomial kernel），添加了一个非线性数据变换：

$$K(\vec{x_l}, \vec{x_l}) = \vec{x_l} \cdot \vec{x_j}$$

S形核函数（sigmoid kernel）：

$$K(\vec{x_l}, \vec{x_l}) = (\vec{x_l} \cdot \vec{x_j} + 1)^d$$

高斯RBF核函数（Gaussian RBF kernel）：

$$K(\vec{x_l}, \vec{x_l}) = e^{\frac{-||\vec{x_l} - \vec{x_j}||^2}{2\sigma^2}}$$

对于特定的任务，没有可以依赖的规则用于匹配核函数。在很大程度上拟合取决于要学习的概念，以及训练数据的量和特征之间的关系。通常情况下，核函数的选择是任意的，因为性能可能只是轻微的变化。核函数的最终确定依靠在训练数据上一点点的试错及在测试数据集上的评估。

libsvm和SVMLite都是非常流行的支持向量机工具。在R语言中，e1071包支持libsvm的实现，klap包支持SVMLite的实现，可以调用这两个包里已实现的函数来完成支持向量机的训练。本节以e1071包中的svm（）函数为例进行讲解。svm函数的重要参数见表5-8。e1071包的svm（）函数（libsvm实现版本）语法格式如下：

```
svm(x,y = NULL,scale = TRUE,type = NULL,kernel ="radial",degree = 3,gamma = if(is.
vector(x))1 else 1 / ncol(x),coef0 = 0,cost = 1,nu = 0.5,class.weights = NULL,cachesize =
40,tolerance = 0.001,epsilon = 0.1,shrinking = TRUE,cross = 0,probability = FALSE,fitted =
TRUE,...,subset,na.action = na.omit)
```

表5-8 svm函数的重要参数

参数	意义
type	指定SVM模型是用于回归、分类还是异常检测。默认情况下，svm（）函数会自动根据目标变量是否为离散变量，选择type为分类（C-classification）或回归（eps-regression）
kernel	指定所用的核函数，目的在于解决线性不可分的问题。有以下4种选择：线性核函数（linear）、多项式核函数（polynomial）、S形核函数（sigmoid）和高斯RBF核函数（radial basis）
cross	为训练集数据指定k重交叉验证

如前所述，完成相关数据准备，获得训练数据集和测试数据集。安装实现了svm（）算法的e1071包，并导入包：

```
# 安装 e1071 包
install.packages("e1071")
# 导入 e1071 包
library(e1071)
```

随后，训练svm模型，将模型应用于测试集，并生成混淆矩阵查看模型性能：

```
# 训练 svm 模型
fit.svm <-svm(class~.,data=df.train)
# 将模型用于测试集 ,SVM 在应用于测试样本时不允许有缺失值出现 ,所以需使用
na.omit 删除缺失列
svm.pred <-predict(fit.svm,na.omit(df.test))
# 查看混淆矩阵
svm.perf <-table(na.omit(df.test)$class,svm.pred,dnn=c("Actual","Predicted"))
svm.perf
```

svm的优势在于可以利用核技巧解决线性不可分问题，同时可以避免模型的过拟合，用户也不用担心陷入局部最优和多重共线性难题。svm算法最主要的不足是模型训练和测试的速度很慢，模型处理需要的时间冗长，因此算法不适合应用于规模比较庞大的数据集。另外，svm的结果很难解释，如何确定合适的核函数也是一个难点。

6. 神经网络　神经网络模型的思想来源于生物神经信号处理的过程，神经递质通过树突和轴突在神经元之间进行传递，从而抑制或者激活神经元。神经网络模型对神经信号处理进行了模拟，神经元（节点）相互连接形成分层网络机构，网络中不同层神经元按照顺序可以分成 3 类：输入层神经元、隐藏层神经元和输出层神经元。其中隐藏层可以有多层。不同层的神经元之间连接作用的强弱被称为节点的连接权重，输入层神经元负责接收输入样本特征值，通过连接权重加权求和后输出到隐藏层，隐藏层神经元接收上层神经元输入后通过激活函数计算激活值，最后将激活值继续传递到下一层神经元继续进行处理，直到最后一层返回样本属于不同类别的概率，模型训练完成后，预测阶段利用输出层神经元的结果对数据进行分类。

R语言中实现神经网络的包有nnet、neuralnet等，nnet包只支持单一隐含层hidden layer的网络训练，而neuralnet 包则支持multi-layer模型的训练。本节将对neuralnet包的使用进行介绍，neuralnet函数的重要参数见表5-9。它在 R 中的语法格式如下：

```
neuralnet(formula,data,hidden = 1,threshold = 0.01,

    stepmax = 1e+05,rep = 1,startweights = NULL,

    learningrate.limit = NULL,learningrate.factor = list(minus = 0.5,

    plus = 1.2),learningrate = NULL,lifesign = "none",

    lifesign.step = 1000,algorithm = "rprop+",err.fct = "sse",

    act.fct = "logistic",linear.output = TRUE,exclude = NULL,

    constant.weights = NULL,likelihood = FALSE)
```

表 5-9　neuralnet 函数的重要参数

参数	意义
formula	$y \sim x\_1 + x\_2 + \cdots + x\_n$，确定自变量和因变量
data	训练集
hidden	一个向量，用于指明每个隐藏层的神经元个数
threshold	误差函数的停止阈值
stepmax	最大迭代次数
rep	神经网络训练的重复次数

下面将 neuralnet 包应用于乳腺癌分类模型的构建。如前所述，完成相关数据准备，获得训练数据集和测试数据集。安装 neuralnet 包并导入：

```
# 安装 neuralnet 包
install.packages("neuralnet")
# 导入 neuralnet 包
library(neuralnet)
```

调用 neuralnet 函数创建一个包含 2 个隐藏层的神经网络，为了保证每次得到模型结果的一致性，在开始时指定随机种子：

```
set.seed(123456)
# 训练包含 2 个隐藏层的神经网络模型，每层的神经元个数通过 hidden 指定
fit.network <-neuralnet(class~.,data=na.omit(df.train),hidden=c(3,2))
```

可以通过 fit.network $ result.matrix 语句查看构建好的神经网络模型的估计权值，所生成的分类模型。从结果中可以看出，整个训练执行了 7387 步。

```
fit.network$result.matrix

                                              [,1]

error                         8.926932e+00

reached.threshold             9.801997e-03

steps                         1.717000e+04

......
```

在 neuralnet 包中，可以调用 plot 函数对生成的神经网络模型进行可视化展示。图 5-7 显示神经网络模型的拓扑结构图，图中包括预测的权值、截距和训练过程的基本信息，在图的底部显示了模型的整体误差和收敛所需的步数。

```
plot(fit.network,rep='best')
```

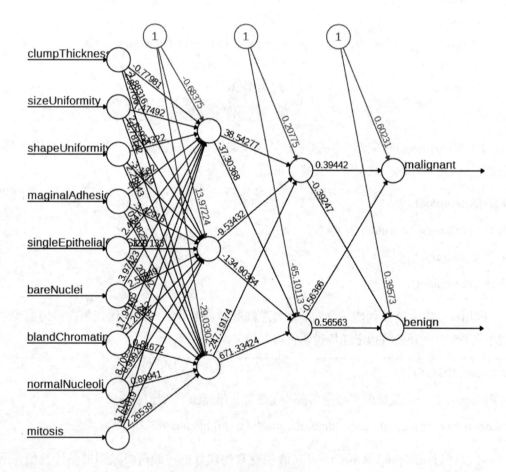

Error: 8.926932　Steps: 17170

图 5-7　调用 plot 函数绘制神经网络模型

神经网络的优势是可以拟合因变量和自变量之间的非线性关系，并且可以利用算法的并行化实现对大数据集的高效训练。其主要的不足在于容易陷入局部最优，同时模型参数多，复杂度较高，对非线性关系拟合能力强，容易导致过拟合。

二、回归

回归问题是机器学习中很重要的一类，其功能是建模及分析变量之间的关系。回归问题与分类问题同属于有监督学习，不同的是回归问题的标签为连续值。因此，回归问题多用来预测一个具体的数值，如血糖值、年龄等。

在分类模型中所介绍的算法均可以用于回归问题建模，此外，本节会重点介绍两类回归算法：线性回归和逻辑回归。包括基本概念的介绍，以及在R语言中的实现。

1. **线性回归（linear regression）**　是利用称为线性回归方程的最小平方函数对一个或多个自变量和因变量之间关系进行建模的一种回归分析。这种函数是一个或多个称为回归系数的模型参数的线性组合。只有一个自变量的称为简单回归，大于一个自变量的称为多元回归。线性回归模型的形式如下：

$$y = c_0 + c_1 x_1 + c_2 x_2 + \cdots + c_k x_k$$

其中，x_1，$x_2 \cdots x_k$ 为特征，y 为预测的响应变量。

在R语言中，可以使用lm函数（lm是linear model的缩写）来构建数据间的线性回归模型。lm参数很多，但重点关注其中两个参数（表5-10），它在R语言中语法格式如下：

```
lm(formula = y~x,data)
```

表5-10　lm的参数说明

参数	意义
formula	指定回归模型的公式，对于简单的线性回归模型 $y\sim x$，$\sim$ 符号代表预测，表示"由 x 预测 y"
data	数据框，包含了响应变量和预测变量

2. **逻辑回归**　当通过一系列连续型或类别型预测变量来预测二值型结果变量时，逻辑回归是一个非常有用的方法。虽然名为回归，却主要用于分类问题的处理。

R中可通过glm函数拟合逻辑回归模型，它的形式与lm（）函数类似，只是多了一些参数，它在R语言中的语法格式如下：

```
glm(formula,family=family(link =function),data)
```

当family=binomial（）时，表示使用逻辑回归算法。

仍然使用前面生成的训练集与测试集训练模型：

```
fit.glm = glm(class~.,data=df.train,family=binomial())
```

查看所构建逻辑回归模型的信息：

```
summary(fit.glm)

Call:
glm(formula = class ~ .,family = binomial(),data = df.train)

Deviance Residuals:
        Min            1Q          Median          3Q            Max
-3.2987   -   0.1339   -   0.0556      0.0340      2.4355


Coefficients:
                              Estimate Std. Error z value Pr(>|z|)
(Intercept)                   -10.164268  1.362428   -7.460 8.63e-14 ***
clumpThickness                 0.682866   0.176369    3.872 0.000108 ***
sizeUniformity                -0.058184   0.193926   -0.300 0.764154
shapeUniformity                0.373116   0.230191    1.621 0.105040
maginalAdhesion                0.061098   0.149903    0.408 0.683580
singleEpithelialCellSize 0.005762   0.188322    0.031 0.975590
bareNuclei                     0.453081   0.110114    4.115 3.88e-05 ***
blandChromatin                 0.420313   0.180609    2.327 0.019955 *
normalNucleoli                 0.102675   0.112198    0.915 0.360129
mitosis                        0.807185   0.326956    2.469 0.013557 *
---
Signif. codes: 0 '***' 0.001 '**' 0.01 '*' 0.05 '.' 0.1 ' ' 1


(Dispersion parameter for binomial family taken to be 1)


    Null deviance:640.140   on 488    degrees of freedom
Residual deviance: 84.482    on 479    degrees of freedom
AIC:104.48


Number of Fisher Scoring iterations:8
```

将模型应用于测试数据集，可以通过调整概率是否高于0.5来改变预测类别的输出结果。

```
prob <-predict(fit.logit,df.test,type="response")

logit.pred <-factor(prob > .5,levels=c(FALSE,TRUE),

                              labels=c("benign","malignant"))

# 评估预测准确性

logit.perf <-table(df.validate$class,logit.pred,dnn=c("Actual","Predicted"))

logit.perf
```

第三节　模型评价

在前面的章节中，构建了基于不同算法的多个乳腺癌分类模型，每个模型产生的结果不尽相同。在真实世界数据集的处理任务中，往往有多种学习算法可供选择，甚至对同一学习算法，当使用不同的参数配置时，也会产生不同的模型。那么，该使用哪一个学习算法、使用哪一种参数配置呢？这就涉及对模型进行评价和选择。

一、分类模型评价方法

通常可通过试验测试来对所构建模型进行评估，为此，需要一个测试集来测试模型对新样本的判别能力。但只有一个包含 m 个样本的数据集 D，如何做到既能够训练模型，又能测试模型呢？下面介绍几种常见的做法。

1. 留出法　直接将数据集划分为两个互斥的集合，其中一个集合作为训练集，另一个作为测试集。在训练集上训练出模型后，用测试集来评估其性能，查看模型的泛化能力。仍然以乳腺癌分类任务为例，共有 699 个样本，在前面的数据集划分中使用 7：3 的比例划分训练集与测试集，获得了包含 489 个样本的训练集及 210 个样本的测试集。在训练集/测试集划分的过程中需要尽可能保持数据分布的一致性，避免因数据划分过程引入额外的偏差而对最终结果产生影响。

2. 交叉验证法　先将数据集划分为 K 个大小相似的互斥子集，每个子集都尽可能保持数据分布的一致性。然后，每次用（$K-1$）个子集的并集作为训练集，余下的那个子集作为测试集，这样就获得 K 组训练/测试集，从而可进行 K 次训练和测试，最终返回的是 K 个测试结果的均值。K 最常用的取值是 10，此时称为 10 折交叉验证。同时，为了减少因样本划分不同而引入的差别，K 折交叉验证通常要随机使用不同的划分 P 次，最终的评估结果是这 P 次 K 折交叉验证结果的均值。

R语言中的 Caret 包提供了实现 K 折交叉验证的函数。首先，通过以下语句设置参数，进行重复10次的10折交叉验证：

```
control=trainControl(method="repeatedcv",number=10,repeats=10)
```

使用 caret 包构建基于 rpart 的乳腺癌分类预测模型：

```
model=train(class~.,data=df.train,method="rpart",preProcess="scale",trControl= control)
```

二、评价指标

针对不同类型的机器学习任务，如分类、回归等，所用到的性能度量指标也不尽相同，本节将对有监督学习中的分类任务的性能度量方法进行介绍。

在有监督学习任务建立模型时，经常会把数据集划分为训练集和测试集，训练集用于训练模型，调整模型参数，测试集用于验证模型的准确性，所以模型的性能是在测试集上进行度量。

1. 正确率和错误率　是分类任务中最常用的两种性能度量指标。正确率是指分类正确的样本占总样本的比例，错误率是指分类错误的样本占总样本的比例。对于样本集 $D\{(x_1, y_1)，(x_2, y_2)\cdots(x_i, y_i)\cdots(x_m, y_m)\}$，其中 y_i 是 x_i 的真实标签，f 是学习得到的分类器，正确率定义如下：

$$acc(f; D) = \frac{1}{m}\sum_{i=1}^{m}\Pi\left[f(x_i) = y_i\right]$$

其中，$\Pi\left[f(x_i) = y_i\right] = \begin{cases} 1, & f(x_i) = y_i \\ 0, & f(x_i) \neq y_i \end{cases}$

错误率定义为 $E(f; D) = \frac{1}{m}\sum_{i=1}^{m}\Pi\left[f(x_i) \neq y_i\right]$

更一般地，以二分类任务为例，可将样本根据真实类别与模型分类结果的组合划分为真正、假正、真反、假反 4 种情形，以 TP、FP、TN、FN 分别表示其对应的样本数，则有 $TP+FP+TN+FN=$ 总样本数。分类结果的混淆矩阵如表 5-11 所示。

表 5-11　混淆矩阵

真实结果	预测结果	
	正例	反例
正例	TP	FN
反例	FP	TN

此时，正确率和错误率可分别表示如下：

$$acc=(TP+TN) / (TP+TN+FP+FN)$$

$$E=(FP+FN) / (TP+TN+FP+FN)$$

以基于决策树算法的乳腺癌分类预测任务为例，前述构建决策树模型的混淆矩阵如表5-12所示。

表5-12　预测结果

真实结果	预测结果	
	正例	反例
正例	137	3
反例	4	59

该模型的正确率为（137+59）/（137+3+4+59）=96.5%；错误率为1-96.5%=3.5%。

2. **特异性、灵敏度和 *F*1 度量**　正确率和错误率虽然常用，但不能满足所有任务需求。在实际问题中往往关心的是正例样本的分类情况，特异性（又称精确率）和灵敏度（又称召回率）是更为适合这类需求的性能度量指标，其定义分别如下：

$$P=TP/（TP+FP）$$

$$R=TP/（TP+FN）$$

特异性的含义是预测结果为正的样本有多少实际也为正。灵敏度的含义是实际为正的样本中有多少分类结果也为正。特异性和灵敏度是一对矛盾的度量，一般来说，特异性高时，灵敏度往往偏低；而灵敏度高时，特异性往往偏低。采用*F*1度量把两个度量综合起来，如下所示：

$$F1=2PR/（P+R）$$

在特定的情景下，对特异性和灵敏度的重视程度不同。仍以基于决策树算法的乳腺癌分类预测任务为例，该模型的特异性为137/（137+4）=97.2%，灵敏度为137/（137+3）=97.9%，*F*1值为2×97.2%×97.9%/（97.2%+97.9%）=97.5%。

3. **ROC 曲线和 AUC**　前述提到机器学习模型的评价指标可以使用灵敏度和特异性，但在实际应用中仍存在一些问题。①对数值变量或有序分类变量，当诊断界值发生变化时，灵敏度和特异度分别朝着不同的方向变化，因此，单纯用某一点上的灵敏度和特异性指标比较和评价几种诊断系统的诊断效能是不全面的。②当一种方法的灵敏度高而另一种方法的特异度高时，则很难对两者进行比较。③传统的灵敏度和特异度指标比较，未考虑医生的诊断水平、置信水平和临界值的选取等混杂因子的存在。因此，只有对不同的诊断界值下的灵敏度 – 特异度曲线进行全面的比较，才能比较客观地反映诊断系统的效能。

前面构建的很多分类模型都会对测试样本返回一个分类概率值Y，通过选择阈值C进行二分类，定义Y ≥ C为阳性结果，反之为阴性。如前面构建的基于KNN算法的乳腺癌分类预测模型对每一个测试样本预测出一个［0，1］之间的概率值，然后将这个值与0.5进行比较，大于0.5则判为正例，否则为负例。ROC曲线（receiver operating characteristic）是二维平面上的一条曲线，它的横坐标是假阳性率，纵坐标是真阳性率。对上面的分类模型，可以根据其在测试样本上的表现得到一个假阳性率和真阳性率点对。这样，分类模型就可以映射成ROC平面上的一个点。调整这个分类时使用的阈值，就可以得到一个经过（0，0），（1，1）的曲线，这就是此分类器的ROC曲线。一般情况下，这个曲线都应该处于（0，0）和（1，1）连线的上方。ROC 曲线就是动态分析、比较不同模型在不同阈值设定下，对应的灵敏度–特异性曲线的差异。

真阳性率与假阳性率的计算公式如下，其中，真阳性率的计算方法与召回率的计算方法是一样的。

$TPR=TP/（TP+FN）$，在所有实际为阳性的样本中，被正确地判断为阳性之比率。

$FPR=FP/（TN+FP）$，在所有实际为阴性的样本中，被错误地判断为阳性之比率。

在医学领域中，首要目标是找出阳性的样本，也就是真阳性率即TPR越高越好；而对于阴性的误诊为阳性的，也就是假阳性率FPR则越低越好。可见，这两个指标是互相制约的。对于一个分类模型来说，如果它有100个样本，其中90个样本为阳性，10个样本为阴性，而一个模型将100个样本都识别为阳性，则TPR=1，FPR=1，即真阳性率与假阳性率均为1，这样的模型毫无意义（图5-8）。

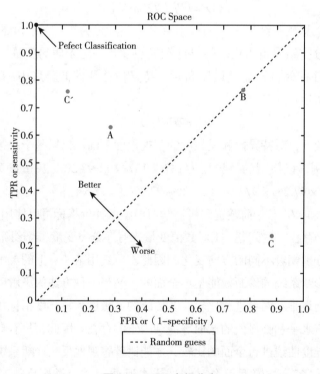

图5-8　ROC空间分布

ROC的优点在于：①ROC曲线能够直观地表示任意界限值时模型对疾病的识别能力。②容易选择最佳的诊断界限值。③能够直接对比2种或2种以上不同诊断试验对疾病识别能力。在对同一种疾病的2种或2种以上诊断方法进行比较时，可将各试验的

ROC曲线绘制到同一坐标中，可以直观地鉴别优劣，越靠近左上角的ROC曲线代表测试越准确。也可以通过分别计算各个试验ROC的AUC（area under curve）进行比较，哪一种试验的AUC最大，则哪一种试验的诊断价值最佳。

AUC值为ROC曲线所覆盖的面积，根据以上分析可知，AUC越大，模型性能越好。AUC=1，模型性能完美，采用这个模型，无论设定什么阈值，都能得出完美的分类结果，绝大多数场景下不存在完美分类器。0.5 < AUC < 1.0，优于随机猜测，设定合适的阈值，即一个有价值的模型；AUC = 0.5，跟随机猜测一样（如丢铜板），模型没有预测价值；AUC < 0.5，比随机猜测还差，可反预测而行，则优于随机猜测。

R语言中的pROC包都提供了ROC曲线绘制的功能，同时，它可结合ggplot2使用，对生成ROC曲线进行修改、美化。以下将对pROC包中函数的使用进行详细讲解。

pROC包中使用ROC（）函数绘制ROC曲线，它的返回值为ROC对象，即ROC曲线所对应的坐标值。ROC函数的重要参数见表5-13。它的语法格式如下：

```
roc(response,predictor,controls,cases,density.controls,density.cases,levels=base::levels(as.factor(response)),percent=FALSE,na.rm=TRUE,direction=c("auto","<",">"),algorithm = 6,quiet = FALSE,smooth=FALSE,auc=TRUE,ci=FALSE,plot=FALSE,smooth.method="binormal",smooth.n=512,ci.method=NULL,density=NULL,...)roc_(data,response,predictor,ret = c("roc","coords","all_coords"),...)
```

表5-13 ROC函数的重要参数

参数	意义
response	测试集上的真实结果
predictor	和response具有相同长度的向量，为模型生成的预测概率值
levels	对照组和病例组的反应值。默认情况下，取级别的前两个值（as.factor（response）），忽略其余级别。它通常能正确地捕获两类因子数据，但对于其他数据类型（响应因子超过2个级别，或者，如果您的响应编码为"controls"和"cases"，则级别将被反转），因此必须在此处指定
direction	"往哪个方向比较？""自动"（默认）：自动定义中位数较高的组，并相应地选择方向。">"：对照组的预测值高于病例组的值（对照组>t≥病例）。"<"：对照组的预测值低于或等于病例组的值（对照组<t≤病例）。在重新采样或随机化数据时，应将此显式设置为">"或"<"，否则曲线将偏向更高的AUC值

调用ggroc（）函数进行ROC曲线的绘制（图5-9）。

```
pred_rpart = predict(model,df.test,type="prob")
roc_rpart <-roc(response=df.test$class,predictor=pred_rpart[,2])
# 针对上述的案例进行 ROC 曲线绘图
roc_rpart
ggroc(roc_ rpart,legacy.axes = TRUE)+xlab('1-Specificity')+geom_segment(aes(x = 0,xend =
1,y = 0,yend = 1),colour = "grey",linetype = "dashed")
# 使用 auc() 函数查看 ROC 曲线对应的 AUC 值
auc(roc_rpart)
```

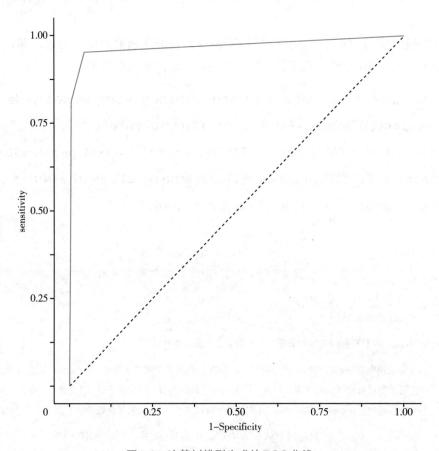

图 5-9　决策树模型生成的 ROC 曲线

第四节 无监督学习

无监督学习属于机器学习中的另外一大类模型。它的输入数据集中没有事先标记好的样本，需要算法在缺乏标注信号指导的情况下从数据中找出潜在的规律，对数据进行探索性的分析，作为后续数据建模的基础。

在实际应用中，对训练集中的数据进行标注往往是一个非常耗时的过程。使用无监督学习算法从庞大的样本集中找出不同的类别，由人工对这些类别进行校验和标注后，再进行后续处理是一种常见的数据处理方法。无监督学习算法也可以用于特征的筛选，之后再用于构建分类器的训练。无监督学习的一个典型应用是聚类分析，在聚类过程中数据依据相似度自动聚成一簇，这个过程不需要人工干预。除聚类外，常见的无监督学习的应用还有关联规则和降维。本节主要对聚类算法原理及其在R中的实现进行介绍。

聚类作为一种无监督的学习，它将相似的对象归到同一簇中，簇内的对象越相似，聚类的效果越好。聚类算法在生物医学研究中应用广泛，典型的例子包括基因表达数据分析、基因组序列分析、生物医学文献挖掘和MRI图像分析等。其中层次聚类（hierarchical agglomerative clustering）和划分聚类（partitioning clustering）是两种最流行的聚类方法，在层次聚类中，每一个观测值自成一类，这些类每次两两合并，直到所有的类被聚成一类为止。在划分聚类中，首先指定类的个数 K，然后观测值被随机分成 K 类，再重新形成聚合的类。研究人员也对两种基本方法进行了改进，如基于距离、基于密度和基于模型的聚类方法，具体分类体系见图5-10。在实际应用过程中，可根据数据本身分布及算法特点等选择合适的聚类算法。

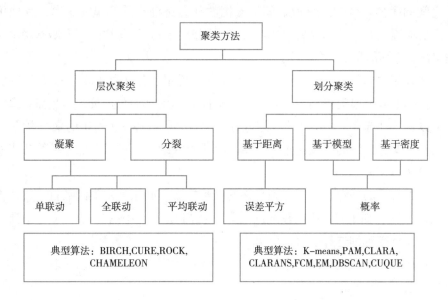

图5-10 聚类方法分类

　　有效的聚类分析是一个多步骤的过程，这其中每一次决策都可能影响聚类结果的质量和有效性。聚类分析过程通常包括以下步骤。

　　（1）特征选择：即选择可能对识别和理解数据中不同分组有重要影响的特征。例如，在一项抑郁症研究中，可能会评估以下一个或多个方面：心理学症状、身体症状、发病年龄、发病次数、持续时间和发作时间、住院次数、自理能力、社会和工作经历、当前的年龄、性别、种族、社会经济地位、婚姻状况、家族病史，以及对以前治疗的反应。

　　（2）数据标准化：如果所选择的变量变化范围很大，那么该变量对结果的影响也是最大的。这往往是不可取的，所以需要在聚类分析之前缩放数据。常用的数据缩放方法：①将变量标准化为均值为 0 和标准差为 1 的变量。②每个变量被其最大值相除。③该变量减去它的平均值并除以变量的平均绝对偏差。具体的实现方式如下：

```
df1 <-apply(cluster_data,2,function(x){(x-mean(x))/sd(x)})
df2 <-apply(cluster_data,2,function(x){x/max(x)})
df3 <-apply(cluster_data,2,function(x){(x-mean(x))/mad(x)})
```

　　在 R 语言中，可以使用 scale（）函数来将变量标准化到均值为 0 和标准差为 1 的变量，这和第一个代码片段（df1）等价。

　　（3）异常点的寻找：许多聚类方法对于异常值是十分敏感的，异常值会使聚类效果大打折扣，可对异常点进行删除操作。

　　（4）距离的计算：尽管不同的聚类算法差异很大，但是它们通常需要计算被聚类的实体之间的距离。两个观测值之间最常用的距离量度是欧几里得距离，其他可选的量度包括曼哈顿距离、兰氏距离、非对称二元距离、最大距离和闵可夫斯基距离（可使用? dist 查看详细信息）。

　　（5）选择聚类算法：层次聚类对于小样本来说很实用（如 150 个观测值或更少），而且这种情况下嵌套聚类更实用。划分的方法能处理更大的数据量，但是需要事先确定聚类的个数。一旦选定了层次方法或划分方法，就必须选择一个特定的聚类算法。

　　（6）多种聚类方法的尝试：每个算法都有优点和缺点，可以尝试多种算法来查看相应结果的稳健性。

　　（7）聚类数目的确定：为了得到最终的聚类方案，必须确定类的数目。常用方法是尝试不同的类数（如 2~K）并比较解的质量。在 NbClust 包中的 NbClust（）函数提供了 30 个不同的指标来辅助选择。

　　（8）获得最终的聚类解决方案：一旦类的数：确定下来，就可以提取子群，形成最终的聚类方案。

　　（9）结果可视化：对聚类结果进行可视化可以辅助判定聚类方案的意义和用处。层次聚类的结果通常表示为一个树状图。划分聚类的结果通常利用可视化双变量聚类图来表示。

（10）聚类结果解读：一旦聚类方案确定，必须解释（或许命名）这个类。一个类中的观测值有何相似之处？不同的类之间的观测值有何不同？这一步通常通过获得类中每个变量的汇总统计来完成。对于连续数据，每一类中变量的均值和中位数会被计算出来。对于混合数据（数据中包含分类变量），结果中将返回各类的众数或类别分布。

（11）验证结果：验证聚类方案相当于问："这种划分并不是因为数据集或聚类方法的某种特性，而是确实给出了一个某种程度上有实际意义的结果吗？"如果采用不同的聚类方法或不同的样本，是否会产生相同的类？R语言中的fpc、clv和clValid包包含了评估聚类解的稳定性的函数。

一、层次聚类

以下使用flexclust包中的营养数据集nutrient讲解层次聚类。首先安装flexclust包，导入包，并查看nutrient数据集。可见，该数据集包括27种食物样本，以及相对应的5种营养物质的属性值。

```
install.packages("flexclust")
library(flexclust)
data(nutrient,package="flexclust")
str(nutrient)

# 'data.frame':    27 obs. of    5 variables:
# $ energy:int    340 245 420 375 180 115 170 160 265 300 ...
# $ protein:int    20 21 15 19 22 20 25 26 20 18 ...
# $ fat    :int    28 17 39 32 10 3 7 5 20 25 ...
# $ calcium:int    9 9 7 9 17 8 12 14 9 9 ...
# $ iron   :num    2.6 2.7 2 2.6 3.7 1.4 1.5 5.9 2.6 2.3 ...
```

层次聚类的函数为hclust（），参数说明见表5-14。它的语法格式如下：

```
hclust(d,method = "complete",members = NULL)
```

表5-14　hclust（）参数说明

参数	意义
d	通过 dist（）函数产生的距离矩阵
method	根据对类的定义不同，可以使用不同的层次聚类方法，具体包括单联动（single）、全联动（complet）、平均联动（average）、质心（centroid）和 ward 法

下面使用平均联动法对营养数据进行层次聚类操作。通过以上对数据的观察发现，变量值的变化范围很大，所以需要标准化为均值为0、方差为1的数据：

```
# 数据标准化
nutrient.scaled <-scale(nutrient)
# 距离矩阵计算
d <-dist(nutrient.scaled)
# 聚类模型构建
fit.average <-hclust(d,method="average")
plot(fit.average,hang=-1,cex=.8,main="Average Linkage Clustering")
```

使用数据图来对聚类结果进行展示：

```
# hang 参数展示观测值的标签（让它们挂在 0 下面）
plot(fit.average,hang=-1,cex=.8,main="Average Linkage Clustering")
```

从下向上的方式去查看生成的树图，它展示了样本如何被结合成类。每个观测值起初自成一类，然后相距最近的两类（beef braised 和 smoked ham）合并。其次，pork roast 和 pork simmered 合并，chicken canned 和 tuna canned 合并。再次，beef braised/smoked ham 这一类和 pork roast/pork simmered 这一类合并（这个类目前包含4种食品）。合并继续进行下去，直到所有的观测值合并成一类。高度刻度代表了该高度类之间合并的判定值。对于平均联动来说，标准是一类中的点和其他类中的点的距离平均值。通过图5-11可以得到不同食物之间营养成分的相似性，但仍然不知道这些食物可能被聚类为哪几类。因此，使用 NbClust 包中的评价指标来确定在这个层次聚类里类的最佳数目。NbClust（）参数说明见表5-15。

NbClust（）语法格式如下：

```
NbClust(data = NULL,diss = NULL,distance = "euclidean",min.nc = 2,max.nc = 15,method =
NULL,index = "all",alphaBeale = 0.1)
```

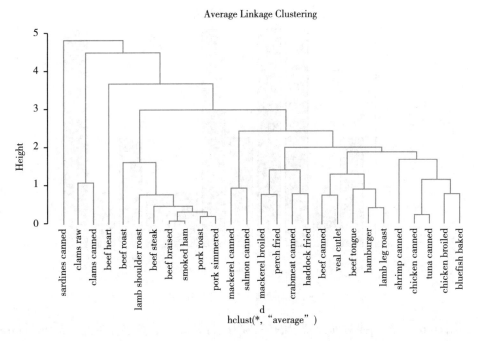

图5-11 层级聚类

表5-15 NbClust（ ）参数说明

参数	意义
data	需要做聚类的矩阵或数据框
distance	使用的距离计算方法，有多种可选项，包括euclidean、maximum、Manhattan、canberra、binary、minkowski，默认为euclidean
min.nc	聚类的最小类别，在1和对象−1之间，默认值为2
max.nc	聚类的最大类别，在1和对象−1之间，大于或等于min.nc，默认值为15
method	聚类方法，包括以下取值："ward.D" "ward.D2" "single" "complete" "average" "mcquitty" "median" "centroid" "kmeans"

```
install.packages("NbClust")
library(NbClust)
nc=NbClust(nutrient.scaled,distance="euclidean",method = "average")
table(nc$Best.nc[1,])
barplot(table(nc$Best.nc[1,]),xlab="Numer of Clusters",ylab="Number of Criteria",
main="Number of Clusters Chosen by 26 Criteria")
```

从图5-12可以看出，2、3、5、15这4个类别的评判标准最多，都为4个。此处选择5作为类别数进行聚类。

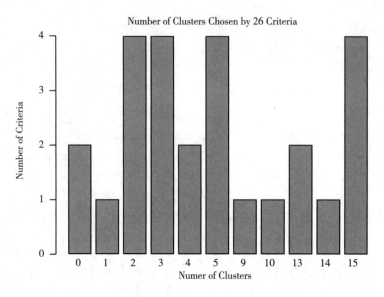

图 5-12　使用 NbClust 包中提供的 26 个评判准则得到的推荐聚类个数

使用 cutree（）函数对前面获得的树状图进行分类，其参数说明见表 5-16。cutree 的语法格式如下：

```
cutree(tree,k = NULL,h = NULL)
```

表 5-16　cutree（）参数说明

参数	意义
tree	由 hclust 函数生成的树状图
k	一个整数或向量表示想分隔的类别数

```
# 将树状图分成 5 类
clusters <-cutree(fit.average,k=5)
# 查看分类结果
clusters
table(clusters)
# 分别查看原始数据和标准化后数据的聚类情况

aggregate(nutrient,by=list(cluster=clusters),median)
    cluster energy   protein fat  calcium  iron
1       1   340.0    19   29      9    2.50
2       2   170.0    20   8      13    1.45
```

3	3	160.0	26	5	14	5.90
4	4	57.5	9	1	78	5.70
5	5	180.0	22	9	367	2.50

```
aggregate(as.data.frame(nutrient.scaled),by=list(cluster=clusters),median)
```

	cluster	energy	protein	fat	calcium	iron
1	1	1.3101024	0.0000000	1.3785620	-0.4480464	0.08110456
2	2	-0.3696099	0.2352002	-0.4869384	-0.3967868	-0.63743114
3	3	-0.4684165	1.6464016	-0.7534384	-0.3839719	2.40779157
4	4	-1.4811842	-2.3520023	-1.1087718	0.4361807	2.27092763
5	5	-0.2708033	0.7056007	-0.3981050	4.1396825	0.08110456

```
# 展示绘图结果
plot(fit.average,hang=-1,cex=.8,main="Average Linkage Clustering\n5 Cluster Solution")
rect.hclust(fit.average,k=5)
```

5个类别的营养数据聚类见图5-13。

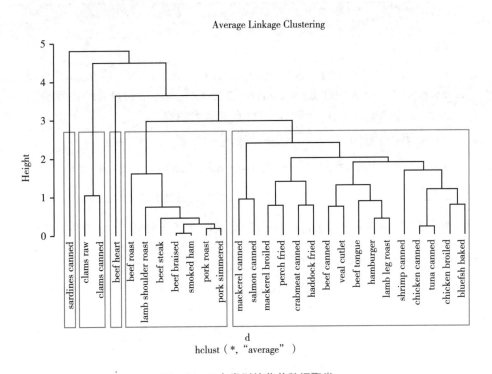

图5-13　5个类别的营养数据聚类

二、划分聚类

在划分聚类中，观测值被分为 K 组并根据给定的规则改组成最有黏性的类。最常见的划分方法是 K 均值聚类分析。K 均值聚类能处理比层次聚类更大的数据集。另外，观测值不会永远被分到一类中。但是均值的使用意味着所有的变量必须是连续的，并且这个方法很有可能被异常值影响。K 均值算法的流程如下：

（1）初始设置要分成的 K 个类别，并随机选取数据集中 K 个点作为初始点。

（2）根据相似性度量函数将其他点与初始点做比较，离哪个值近就分到哪一个类，有多种相似性度量函数，一般选用欧几里得距离。

（3）将分出来的 K 类求取平均值，作为新的中心点。

（4）重复步骤（2）（3），直到中心点不变或者变化不大（即收敛）或者达到规定的迭代次数则停止。

R 语言内置了一个 kmeans 函数（表 5-17），它在 R 语言中的语法格式如下：

```
kmeans(data,centers,iter.max = 10,nstart = 1,algorithm = c("Hartigan-Wong","Lloyd","Forgy","MacQueen"),trace=FALSE)
```

表 5-17　kmeans 函数的重要参数说明

参数	意义
data	使用的数据集
centers	中心点选择，可以有两种参数。第一种直接写一个数值，表示聚成几类，这种情况下它会自动随机选择初始中心点，R 语言会选择数据集中的随机行作为初试中心点。第二种方式是可以选择输入一个起始的中心点，那么 kmeans 就会根据选择的中心点开始聚类迭代
iter.max	即迭代次数，默认是 10 次。否则就是最大迭代次数
nstart	kmeans 聚类方法对初始中心值的选择，使用 nstart 选项尝试多种初始配置并输出最好的一个，通常使用 nstart=25

对标准化后的 nutrient 数据进行 kmeans 聚类操作，聚合为 5 类，语法格式如下：

```
fit_kmeans<-kmeans(nutrient.scaled,5)
# 聚类模型查看
fit_kmeans


K-means clustering with 5 clusters of sizes 8,8,8,2,1
```

Cluster means:

	energy	protein	fat	calcium	iron
1	-0.2893295	0.91140090	-0.4203134	-0.2862584	0.32061646
2	1.3286287	-0.05880006	1.3674579	-0.4512501	0.03833458
3	-0.6351527	-0.35280035	-0.6201884	0.1110030	-0.93682101
4	-1.4811842	-2.35200232	-1.1087718	0.4361807	2.27092763
5	-0.2708033	0.70560069	-0.3981050	4.1396825	0.08110456

Clustering vector:

BEEF BRAISED	HAMBURGER	BEEF ROAST	BEEF STEAK	BEEF CANNED	CHICKEN BROILED	CHICKEN CANNED	BEEF HEART
2	1	2	2	1	3	1	1

LAMB LEG ROAST	LAMB SHOULDER ROAST	SMOKED HAM	PORK ROAST	PORK SIMMERED	BEEF TONGUE	VEAL CUTLET	BLUEFISH BAKED
2	2	2	2	2	1	1	3

CLAMS RAW	CLAMS CANNED	CRABMEAT CANNED	HADDOCK FRIED	MACKEREL BROILED	MACKEREL CANNED	PERCH FRIED	SALMON CANNED
4	4	3	3	3	3	3	3

SARDINES CANNED	TUNA CANNED	SHRIMP CANNED
5	1	1

Within cluster sum of squares by cluster:

[1] 13.0434862   4.3364978 10.2031176   0.5626097   0.0000000

(between_SS / total_SS =   78.3 %)

Available components:

[1] "cluster"   "centers"   "totss"   "withinss"   "tot.withinss"
"betweenss"   "size"   "iter"   "ifault"

本 I 章 I 小 I 结

　　本章介绍了机器学习的经典算法，并分别以不同的数据集讲解了 R 语言在有监督学习任务和无监督学习任务中的应用。然而，不同于其他领域，医学关乎到生存和死亡的重要决策，所以将机器学习模型应用于临床医学中需要谨慎。与此同时，医疗场景中的很多问题都与半监督或非监督学习任务相关，这为实现数据驱动的医疗系统带来了巨大挑战。此外，患者数据的敏感性、复杂医疗系统导致的数据共享难题、数据的缺失与偏倚都加大了机器学习在临床场景落地应用的难度。本节讲解的是机器学习中基础的算法，在实际应用中，需要根据任务的具体要求对算法进行调整及优化。同时，在将机器学习模型部署到临床环境时，需要审慎的考量，也需要政策监管部门的指导。

⑦ 思考题

1. 分类任务的评价指标有哪些？请简述各指标的计算方法。
2. 决策树算法执行过程中，分裂特征的选取依据是什么？请简述其原理。
3. 编程实现本章节所构建的除决策树模型之外的其他各乳腺癌分类模型的ROC曲线，并计算AUC值。

第六章　基于电子病历的疾病风险预测

📖 学习目标

- 掌握　机器学习集成模型及其在疾病风险预测中的应用。
- 熟悉　常见的疾病风险预测研究。
- 了解　电子病历数据的特点。

电子病历（electronic medical record）数据涵盖疾病多样化的特征，基于电子病历数据可以开展常见的疾病风险预测研究，包括疾病发生风险预测、疾病复发风险预测、疾病诊断预测和住院时长的预测等。本章将重点介绍常用的模型集成框架及特征重要性分析方法，并在此基础上结合具体的数据案例开展疾病预测和特征分析的实践研究。

第一节　电子病历数据特点

电子病历是医务人员在医疗活动过程中，使用信息系统生成的文字、符号、表格、图形、数字、影像等数字化信息，并能实现存储、管理、传输和重现的医疗记录。电子病历是病历的一种记录形式，包括门（急）诊病历和住院病历。电子病历以患者为中心，将患者整个就诊过程相关诊疗信息（基本信息、就诊记录）进行采集、存储和利用，建立完善诊疗信息数据库。2009年，我国卫生部发布了《电子病历基本架构与数据标准》，将电子病历定义为"由医疗机构以电子化方式创建、保存和使用的，重点针对门诊、住院患者临床诊疗和指导干预信息的数据集成系统"。电子病历是信息技术和网络技术在医疗领域的必然产物，可以极大地提高医院的工作效率和医疗质量。

与之类似的是电子健康档案（electronic health record），是一个纵向的患者电子医疗信息收集系统。电子健康档案记录患者在所有医疗机构产生的数据，在时间跨度上覆盖个人从生到死的整个生命周期，在内容上强调完整的个人健康信息。例如，由美国麻省理工学院计算生理学实验室、贝斯以色列迪康医学中心及飞利浦医疗共同发布的重症监护医学数据集（multiparameter intelligent monitoring in intensive care Ⅲ，MIMIC–Ⅲ），涵盖了2001—2012年间，来自重症监护室的患者的生命体征、检验结果、用药情况、医学图像（如超声、MRI、CT等）、人口统计信息等。我国在2009年印发的《基于健康档案的区域卫生信息平台建设指南（试行）》中给出了电子健康档案的定义：电子健康档案，也称为电子健康记录，即电子化的健康档案，是关于医疗保健对象健康状况的信息资源库，该信息资源库以计算机可处理的形式存在，并且能够安全地存储和传输，各级授权用户均可访问。电子健康档案需要包含患者的多种数据和信息。例如，患者的人口统计资料；病史；用药和过敏史；免疫情况；实验检查结果；放射影像（如X线片等）；生命体征；个人数据，如年龄、身高、体重等；医疗过程记录；支付信息等。

电子病历与电子健康档案的区别在于，电子病历是对患者病史的详细描述，而电子健康档案是对患者整体健康状况的更全面宽泛的报告。从使用层面看，电子病历是医院出于医疗目的而引进的患者病史电子化记录系统，它更侧重于患者在某家医院的诊断和治疗，可以检测患者在院期间的指标数据；而电子健康档案更侧重于收集并共享患者在多个医疗机构产生的纵向数据。

随着医院信息化建设的开展与完善，以及门诊、住院患者数量的大幅增加，医院电子病历逐渐从系统建设转向质量管理，将在未来的医疗行业发展中发挥重大的作用。与传统的纸质病历相比，电子病历具有可实现信息共享的趋势。例如，传统纸质病历由于无法建立有效的关联机制，常常出现与患者就诊信息脱节的情况。在患者异地就诊或者办理转院、复诊时，难以实现信息共享。而电子病历在应用过程中，可将来源于各个信息系统的患者信息进行有效处理后，存储在信息终端内，并通过医院内部网络实现资源共享，随时可形成诊疗记录，便于医生和患者的使用。此外，在医院里用电子病历系统，可以大幅减少资源浪费，提升医院的管理成本，并避免了由意外导致的病历遗失等情况的发生。例如，优化药品资源的配置，提高放射诊断的效率，降低院内计费错误，避免病历的手工书写错误等。电子病历系统还可以使患者及其家属更多地参与医疗保健过程，患者可以更快速、轻松地依靠网络平台收到在院期间的医疗保健信息，例如，病历中关于就诊的临床总结（包括护理、处方药物、后续的药物使用等），可以为患者的后期护理提供临床决策的参考。

电子病历数据具有多样化的表示形式。首先，电子病历包括病案首页、病程记录、检查检验结果、医嘱、手术记录、护理记录等多维异构数据。其中既有结构化信息，也有非结构化的自由文本，还有医学影像等信息，涉及患者信息的采集、存储、传输、质量控制、统计和利用等环节。图6-1是患者电子病历的病案首页示例，里面包含了患者的人口统计学、诊断汇总、实验室检查记录等信息。对于结构化的电子病历数据，可以直接查询并获取患者相关的元数据，用于临床数据分析和挖掘。而对于非结构化的病历数据，需要用自然语言处理技术将自然语言方式录入的医学文本按照医学信息学的要求进行结构化分析，并将这些语义结构最终以关系型结构的方式保存到数据库中。其次，电子病历包含患者的异构时序数据，如检验结果、生理指标、药物注射、临床事件等。不同的临床事件的采样记录频率差异巨大。例如，诊断事件的采样频率大约在月数量级，用药事件的采样频率大约在天数量级，生理信号的采样频率大约在小时数量级，脑电波信号的采样频率大约在毫秒数量级。临床事件之间往往存在复杂的时序依赖关系。例如，检验和用药之间存在先后顺序，而且它们往往跟患者之前的临床症状或指标，以及疾病的阶段性发展相关。最后，电子病历数据涵盖的信息广度非常大，例如，对于特定疾病的诊断编码，可能有很多细分的亚类，且有多个版本的来源，这些为实际的病历数据分析增加了挑战。例如，国际疾病分类体系ICD-10编码中规定的疾病、治疗手段就有3万多种，与症状、药品、检查等相关的医学概念则更多。如何定义这些概念，并对它们之间的关系建模，极为复杂。随着医院信息化建设的发展，电子病历的大量积累为个人精细化的健康管理、疾病防治和国家医疗保健体系的完善提供了很好的数据基础。基于电子病历的医学数据挖掘研究可应用于疾病辅助诊断、风险预测和智慧医疗，例如，为提供智能化疾病诊疗、异常指标检测和预后防治提供信息支撑。

医疗机构____________（组织机构代码：______）

医疗付费方式：□

住 院 病 案 首 页

健康卡号： 第 次住院 病案号：

姓名______ 性别 □ 1.男 2.女 出生日期____年___月___日 年龄____ 国籍____

（年龄不足1周岁的）年龄____月 新生儿出生体重____克 新生儿入院体重____克

出生地______省（区、市）____市___县 籍贯____省（区、市）___市 民族______

身份证号____________职业______ 婚姻 □ 1.未婚 2.已婚 3.丧偶 4.离婚 9.其他

现住址______省（区、市） 市 县______ 电话______ 邮编______

户口地址______省（区、市） 市 县______ 邮编______

工作单位及地址____________ 单位电话______ 邮编______

联系人姓名______ 关系______ 地址____________ 电话______

入院途径 □ 1.急诊 2.门诊 3.其他医疗机构转入 9.其他

入院时间______年___月___日___时 入院科别______病房______ 转科科别______

出院时间______年___月___日___时 出院科别______病房______ 实际住院____天

门（急）诊诊断____________疾病编码______

出院诊断	疾病编码	入院病情	出院诊断	疾病编码	入院病情
主要诊断：			其他诊断：		
其他诊断：					
入院病情：1.有，2.临床未确定，3.情况不明，4.无					

损伤、中毒的外部原因____________疾病编码______

病理诊断：____________疾病编码______

____________病理号______

药物过敏 □1.无 2.有，过敏药物：____________ 死亡患者尸检 □ 1.是 2.否

血型 □ 1.A 2.B 3.O 4.AB 5.不详 6.未查 Rh □ 1.阴 2.阳 3.不详 4.未查

科主任______ 主任（副主任）医师______ 主治医师______ 住院医师______

责任护士______ 进修医师______ 实习医师______ 编码员______

病案质量 □ 1.甲 2.乙 3.丙 质控医师______ 质控护士______

质控日期____年____月____日

图6-1 电子病历病案首页示例

第二节 疾病风险预测研究概述

广义来讲，疾病风险预测一般针对特定人群，如全人群、糖尿病人群、心梗人群等，对其发生某特定疾病，如糖尿病、脑卒中、心血管事件、死亡等，设定特定的时间窗口，包括作出预测的时间点和将要预测的时间窗，预测目标事件的发生概率。狭义来讲，疾病风险预测是指预测个体在未来一段时间内患某种/某些疾病（或者发生某个医疗事件）的风险概率，为患者提供早于疾病诊断日期的疾病风险预警日期，可有效促进患者的疾病预防和医生的临床诊疗决策制定。疾病风险预测示例，如图6-2所示。

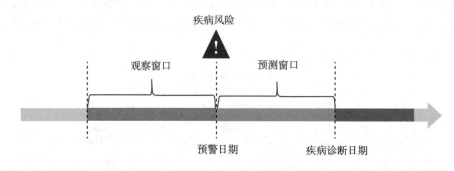

图6-2　疾病风险预测示例

常见的疾病风险预测指标主要包含公共卫生指标（如疾病的发生风险、疾病的诊疗模式）、临床指标（如住院患者的死亡风险、疾病的诊断预测）、治疗效果指标（如出院后30天重新入院、短期内疾病复发风险）、资源利用指标（如住院时长、治疗总费用）。这些指标为开展实际的疾病风险预测研究提供了可以量化的标准。目前，大多数医疗领域相关工作都集中在疾病发生和预后风险的预测，诊疗模式预测的相关工作相对较少，且使用的方法大多数是基于规则和传统机器学习算法。根据不同预测指标对辅助临床工作的作用，可以将疾病风险预测研究细分为疾病预后预测、疾病诊断预测、疾病治疗方案预测、疾病治疗费用预测4个主要的类别。

1. 疾病预后预测　通过医学数据挖掘模型可以学习大量患者的健康轨迹模式，模拟患者纵向健康发展状况，对个体未来发展的医学状态或者结局（如痊愈、复发、恶化、致残、并发症和死亡等）进行预测。对于这一类型的预测任务，预测变量可以是定性的（如生存状态、并发症等），也可以是定量的（如患者生存时间、疾病恶化程度、患者生存质量等）。建立模型所使用的数据须涵盖患者纵向发展状况的描述，如患者报告的结局变量，这样才可以学习并建立相应的预测模型。具体分析过程中，一般需要采用多因素方法去确定所研究结局的重要预测因子，并提供不同预测因子组合下结局事件的概率及概率估计的模型。其中预测因子可以从患者的人口统计学特征、就诊史、生化检查、疾病特征及治疗历史等来筛选，同时，预测因子应该是具有明确定义的、标准化的、可重复的。结局变量可以是疾病的复发、死亡、并发症、疼痛、治疗反应及生存时间等。疾病预后预测的主要目的是告知患者将来疾病的发展状况及出现某些结局事件的概率，进而辅助患者和临床医生决定疾病的预防、治疗和康复策略。预测疾病发展风险最困难的是找到关键的风险因素，以及各种风险因素对最终疾病发展的权重。在人群水平，目前已经产生了大量的研究，能可靠地识别出高危状况或者需要更多医疗服务的患者。例如，著名的 Framingham 研究制定了一系列心血管疾病的预后预测模型。疾病恶化 / 严重程度的早期预测对于患者的健康管理非常重要，例如，基于深度学习模型开展急性肾损伤的预测，可以为临床实践应用提供足够的干预时间。

2. **疾病诊断预测**　每个患者都存在个体特异性，通过数据挖掘方法检测出疾病的统计学模式，可以辅助临床医生进行疾病的诊断。例如，基于常规的疾病诊疗电子病历数据，通过机器学习算法可以预测疾病可能的诊断，并提高对临床表现出现时间较晚的疾病的关注度。每个患者一生中都可能遇到错误的诊断，通过医学数据挖掘辅助疾病的正确诊断将变得至关重要。临床诊疗模型依赖于对疾病的准确定义和分型，可以参考国际上通用的临床指南或者疾病诊断编码。对于疾病的诊断，医生经常使用假设来演绎推理，再形成初步的诊断。当大部分特征如实验室检查结果、患病史、医学影像特征等都指向某个疾病的诊断类别时，该疾病的诊断就可以成立。医生的这个诊断过程就像一个分类器。因此，在实际的疾病诊断预测研究中，可以通过模拟临床医生的诊断过程来生成一个分类器。

3. **疾病治疗方案预测**　不同疾病症状有各自适宜的治疗方案，从患者疾病症状描述中提取关键的信息并预测出最佳治疗方案，可以快速地为患者提供具有针对性的备选治疗方案。机器学习允许构建模型来快速分析数据变量之间的模式，并且能同时结合历史数据和实时数据给出预测结果。因此，通过机器学习，临床医生和医疗服务提供商可以对患者的治疗作出更好的决策，从而助力医疗服务的整体改善。例如，基于机器学习的医学文本挖掘可以从患者病历数据中分析疾病症状和治疗方案之间内在的关联，实现对疾病治疗方案的预测和精准推荐。基于患者不同层面的医学数据来建立患者个体化模型，通过测试不同患者不同的治疗效果，可以提示医生和患者在采取某种治疗方案之后的潜在不良反应。值得注意的是，在开展具体的疾病治疗方案的预测过程中，需要为治疗方案选取合适的评价指标。例如，将手术后疾病复发时间和手术后生存时间作为评价标准，建立模型，并通过数据挖掘方法，对手术治疗方案的优劣进行预测，为患者规划最佳的手术和治疗方案，对提高患者生存质量具有十分重要的意义。

4. **疾病治疗费用预测**　可以辅助医疗资源的优化配置。由于疾病的治疗费用包含的数据项种类繁多，如治疗费、医药费、手术费等，在实际的分析过程中，可以按照不同疾病治疗的费用大类，如手术费用、住院费用等进行划分，根据特定疾病的治疗方案进行费用的定义。常见的数据处理方式包括费用的分段分类预测和费用的回归预测。此外，住院时长可以在一定程度上反映治疗费用，也是疾病预测中关于医疗资源利用情况的指标之一。除了疾病治疗费用之外，再入院率逐渐成为提高医院质量和降低医疗成本的衡量标准。很多医院逐渐开始实施再入院减少计划，即减少向再次入院人数过多的医院支付费用。近年来，再入院率逐渐降低，主要归功于医院加强了出院流程的投资，包括提供更好的药物配置、给患者和护理人员提供了更多连续性的护理知识。同时，再入院风险评估工具的迅速发展，能够准确识别高危患者，并更有效地利用出院后的护理协调。然而，由于住院治疗和住院过程的复杂性，再入院风险预测研究的敏感性和特异度仍是目前研究所面临的挑战之一。风险预测模型的准确性和可靠性很大程度上取决于预测因子选定和算法开发、验证、校准以及临床应用。

与此同时，在疾病风险预测研究过程中，也存在一些挑战，包括医学病历数据质量差、数据维度高、数据时序性和样本不均衡等问题。例如，由于系统误差或者人为因素，从医院采集的电子病历数据往往存在关键信息缺失、相关检查指标异常、相同含义信息的表达不一致等数据质量问题，需要在开展具体的数据挖掘前进行数据的清洗。患者的病历数据涵盖人口统计学特征、综合检查史、各项生化检查指标、用药信息、手术史、诊断记录等，数据维度非常高，且存在一定的稀疏性，这些也为实际的数据分析带来一定的挑战。对于多次入院就诊或住院患者，会在一个时间段内有持续的医疗记录，这些就诊信息可以组成一段时间序列数据，用于挖掘疾病发生发展的变化机制。此外，不同疾病的发生率存在差异，有些疾病的发病率很低。如果将这些疾病的发病作为结局事件，那么数据集中的正负例会很不均衡，对机器学习算法的要求会较高。

第三节　统计分析与集成学习

基于电子病历的临床医学大数据挖掘包括非结构化病历数据的文本挖掘和结构化病历数据的疾病预测。电子病历是信息技术和网络技术在医疗领域的必然产物，也是医院现代化管理的必然趋势。电子病历数据可以为疾病风险预测、药物治疗效果评价、医学教育临床研究等方面提供数据基础。目前，基于电子病历数据开展疾病风险预测研究的主要方法包括统计分析和集成学习两大类。

一、统计分析

统计模型是一种数据模型，可用于推断数据中的关系或创建具有预测功能的模型，其与机器学习之间最主要的区别在于统计学完全基于概率空间。对于统计模型来说，基于置信区间的回归参数分析、重要性测试，以及其他测试可以用于评价该模型的有效性。以前述介绍的回归分析为例，该模型的重点在于刻画数据与结果变量之间的关系，而不是对未来的数据进行预测。虽然其也适合预测，但更关注于发现变量间的关系，以及这一关系的重要性。例如，Cox 比例风险模型，是由英国统计学家 D.R. Cox 提出的一种半参数回归模型。该模型以生存结局和生存时间为应变量，可同时分析多个因素对生存期的影响，能分析带有删失生存时间的数据，且不要求估计数据的生存分布类型。Cox 模型在医学研究中得到了广泛的应用，是传统生存分析和风险预测中应用最多的多因素回归分析方法，可用于心房颤动患者发生脑卒中及死亡的风险预测等。

二、集成学习

尽管统计学方法在疾病预测推理中有重要的应用，但是部分数据的拟合效果仍有待进一步的提升。近年来，机器学习如决策树、随机森林、神经网络模型等逐渐被应用于疾病预测领域，提高模型的预测性能的同时能帮助进行疾病相关特征的筛选。机器学习模型和传统统计学模型之间没有清晰的界限，机器学习模型的基础是统计学理论，它的目标是构建一个可重复预测的模型，算法的准确性需要通过测试数据集来验证。相对而言，机器学习训练所需的样本量更大，有时候也更依赖于手工标注数据。机器学习需要收集历史输入和输出数据，它们也称为特性和标签。例如，病理科医生采集的数字化切片被转换成特征（切片的像素）和标签（用于标识切片包含癌变证据等疾病分类信息）。计算机通过观察进行学习，确定如何执行从特征到标签的映射，从而创建一个将信息泛化的模型，以便应用新的、以前从未见过的输入（如未经人类读片的病理切片）来正确执行预测任务。

在机器学习中，目标是学习并得出一个稳定的且在各个方面表现都较好的模型，而实际情况往往不理想，有时只能得到多个有偏好的模型，例如，训练得到的弱监督模型，只在某些方面表现得比较好。对于生物医学数据挖掘而言，样本偏差对模型训练的影响也是需要考虑的问题之一，数据质量将直接影响机器学习的结果。因此，为了进一步提高机器学习算法的预测性能，可以通过系统化地寻找训练条件的最佳组合来调整模型性能，或者将多个模型组合起来以处理更有难度的学习任务。后者的思想就是机器学习的集成（又称集成学习），即通过组合多个学习器来完成学习任务。该方法潜在的思想是，即便某一个弱分类器得到了错误的预测，其他的弱分类器也可以将错误纠正回来，集成的模型往往比单一的模型具有更好的泛化性能。具体而言，集成学习的一般结构是先产生一组"个体学习器"，再用某种策略将它们结合起来，其中的个体学习器通常由一个现有的学习算法从一组训练数据中产生。目前，Bagging、Boosting 和 Stacking 是3种常见的集成模型。

1. Bagging 是一种投票式方法，也是并行式集成学习方法最著名的代表，具有稳定、准确和易于实现的优点。R 语言的 adabag 包和 ipred 包可用于实现基于 Bagging 的集成模型。Bagging 算法的主要思想如下：给定大小为 n 的数据集，采用自助采样法（Bootstrap）抽样，得到 k 个新的训练数据集 Di，每个数据集大小为 n，通过这 k 个样本集得到 k 个模型，然后通过求平均或者投票法来进行模型的融合（图6-3）。若分类问题出现两个类收到相同的票数的情形，最简单的做法是随机选择一个，也可以进一步考察投票器的置信度来确定最优预测。前面章节介绍的随机森林可以认为是 Bagging 算法的进阶版本，采用的基分类器是决策树，区别在于随机森林使用了 CART 决策树作为弱学习器，且决策树的建立做了一些改进。由于模型采用的 Bootstrap 方法是有放回抽样，采样集的大小一般跟训练集大小一样，因此，模型的泛化能力比较强。此外，自主采样过程还给 Bagging 带来另一个优点：由于每个基学习器只使用了初始训练数据集中约 63.2% 的样本，剩下约 36.8% 的样本可用作验证集来对泛化性能进行"包外估计"（out-of-bag estimate）。但是该算法也有个问题，就是对训练数据集的拟合程度较差，且该算法的结果的解释性较差。

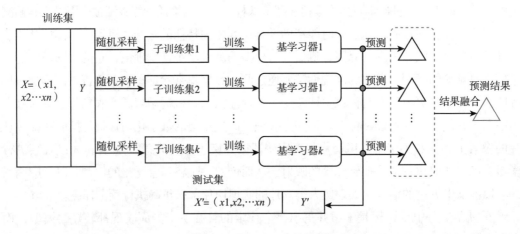

图 6-3　Bagging 方法示例

2. Boosting　是一种将弱学习器提升为强学习器的算法，具体而言，假设当前训练数据集中存在 n 个点，对其权重分别赋值为 w_i（$i=1$，$2\cdots n$），在迭代过程中（假设迭代次数为 m），根据每次迭代的分类结果，不断调整这些样本点的权重。如果当前样本分类是正确的，则调低其权重，如果当前样本的分类是错误的，则调高其权重。因此，当整个迭代过程结束时，算法将得到 m 个合适的模型。之后，对每个分类模型的预测结果进行融合来得到最终的预测结果。跟 Bagging 算法的主要区别在于，Boosting 的思想是一种迭代的方法，每一次训练的时候都关注分类错误的样例，给这些分类错误的样例增加更大的权重，下一次迭代的目标就是能够更容易辨别上一轮分类错误的样例，最终将这些弱分类器进行加权相加（图 6-4）。延伸出的典型的梯度提升树算法有 AdaBoost、GBDT 等，它们都属于 Boosting 提升方法，只是损失函数不同：AdaBoost 是通过提升错分数据点的权重来定位模型的不足，而 GBDT 是通过算梯度来定位模型的不足。因此，Boosting 算法主要关注降低偏差，能基于泛化性能弱的学习器构建很强的集成。R 语言的 gbm、adabag、caretEnsemble 包可用构建基于 Boosting 算法的集成学习。

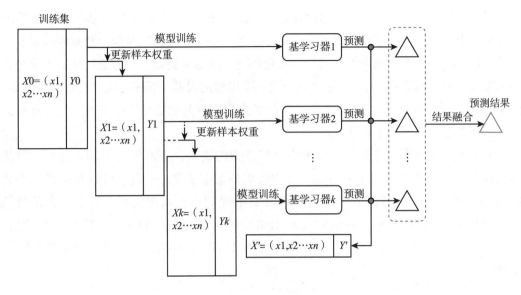

图6-4　Boosting算法示例

3. Stacking　主要思想是先从初始数据集中训练出多个学习器(初级学习器)，每个初级学习器的分类输出作为次级学习器的输入，可以理解为学习器嵌套(图6-5)。Stacking 与 Bagging 和 Boosting 主要存在两方面的差异：首先，Stacking 通常考虑的是异质弱学习器，即不同的学习算法被组合在一起，而 Bagging 和 Boosting 主要考虑的是同质弱学习器；其次，Stacking 学习用元模型组合基础模型，而 Bagging 和 Boosting 则根据确定性算法组合弱学习器。例如，对于分类问题来说，可以选择 KNN 分类器、logistic 回归和 SVM 作为弱学习器，并决定学习神经网络作为元模型。然后，神经网络将会把 3 个弱学习器的输出作为输入，并返回基于该输入的最终预测。R 语言的 caretEnsemble 包可以通过组合机器学习包 caret 中的多个机器学习模型。

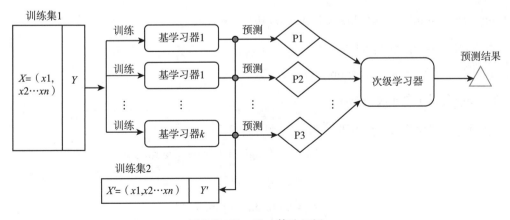

图6-5　Stacking算法示例

对于这3种集成学习模型，相比而言，Bagging和Boosting都采用将多个弱分类器组合形成一个强分类器的思想，两者的不同之处在于，Bagging算法是组合独立的模型，个体学习器之前不存在依赖关系，可以并行化训练，侧重于获得一个方差比其组成部分更小的集成模型；而Boosting算法通过拟合前一个模型的误差，顺序生成，可以减少偏差。而Stacking先训练出强学习器再组合，可以增强模型预测精度与泛化能力；但计算复杂度大，组合模型可能存在差异大。

为了进一步探索基于R语言的集成学习模型的实现，下面将基于adabag包，对从动脉导管留置与否数据集aline_data.csv中提取的数据子集，进行动脉导管留置与否的bagging算法实现，内置的基学习器是前面章节提到的决策树模型。对于分类预测结果，采用pROC包中的相关函数实现ROC曲线的绘制及AUC的计算。值得注意的是，这里bagging算法采样具有随机性，在不设置随机种子的前提下，每次采样结果会存在差异。

```
#Bagging 算法的 R 语言实现
install.packages("adabag")
library(adabag)
read.table('aline_data.csv',header=T,sep=",")->aline
aline_select<-data.frame(Age=aline$age,sofa_first=aline$sofa_first,Los=aline$icu_
los_day,Weight=aline$weight_first,Temp=aline$temp_first,Creatine=aline$creatinine_
first,Platelete=aline$platelet_first,WBC=aline$wbc_first,Flag=aline$aline_flag)
na.omit(aline_select)->aline_select_1
as.factor(aline_select_1$Flag)->aline_select_1$Flag


# 训练集和测试集划分
train_sub = sample(nrow(aline_select_1),7/10*nrow(aline_select_1))
train_data = aline_select_1[train_sub,]
test_data = aline_select_1[-train_sub,]
#bagging 算法（基于决策树）
aline_select_bagging <-bagging(Flag ~    Age + sofa_first +
                          Los    + Weight + Temp + Creatine +
                              Platelete + WBC,
                         data = train_data,mfinal=20)
```

```
# 测试集中的预测结果
pre_decisiontree_bag <-as.numeric(predict(aline_select_bagging,newdata = test_
data)$class)
# 输出混淆矩阵
table(test_data$Flag,pre_decisiontree_bag,dnn=c(" 真实值 "," 预测值 "))


# 绘制 ROC 曲线
install.packages("pROC")
library(pROC)
decisiontree_roc_bag <-roc(test_data$Flag,pre_decisiontree_bag)
plot(decisiontree_roc_bag,print.auc=TRUE,auc.polygon=TRUE,grid=c(0.1,0.2),gr
id.col=c("green","red"),max.auc.polygon=TRUE,auc.polygon.col="skyblue",print.
thres=TRUE,main='Bagging 算法 ROC 曲线 ')
```

　　集成学习通过融合多个模型的预测结果来提高泛化能力。模型融合的优势：①从统计学角度看，由于学习任务的假设空间一般很大，可能有多个假设在训练集上达到同等性能，此时使用单学习器可能因误选导致模型泛化性能不佳，而通过结合多个学习器则会减少此风险。②从计算的角度看，单一学习算法往往会陷入局部极小，这也会导致模型泛化性能不佳，而多次计算再结合，可降低陷入局部极小的风险。③从表示的方面看，某些学习任务的真实假设可能不在当前学习算法所考虑的假设空间中，此时若使用单个学习器则肯定无效，而通过结合多个学习器，可使假设空间扩大，模型学习效果更好。目前常用的模型融合的方法包括平均法、投票法和学习法。

　　平均法：适用于回归问题，基本思想是选择所有机器学习算法的平均预测结果。分为简单平均和加权平均。其中加权平均的权重一般是从训练数据中学习得到的，现实任务中的训练样本通常不充分或存在噪声，这使得学习得到的权重不完全可靠，尤其是对规模比较大的集成来说，要学习的权重比较多，容易导致过拟合。一般而言，在个体学习器性能差别比较大的时候，推荐使用加权平均法；而对于性能相近的学习器来说，简单平均法会比较合适。

　　投票法：适用于分类问题，基本思想是选择所有机器学习算法当中输出最多的那个类。分为硬投票和软投票，前者针对分类标签进行投票，后者针对分类标签概率投票。对一些在预测类别的同时产生置信度的学习器，其分类置信可转化为类概率使用。但是当学习器的类型不同的时候，其类概率值不能直接进行比较，对于这样的数据分析场景，可以将类概率输出转化为类标记输出，然后再进行投票。

学习法：通过另一个学习器来对模型预测结果进行融合，上文提到的Stacking算法就是使用学习法的结合策略。

第四节　特征重要性分析

对于一个实际的生物医学数据挖掘任务来说，在模型的训练过程中，往往会要求更加优异的模型性能指标如准确率、召回等。但在实际生产中，随着模型构建完成并进入使用时，需要了解模型是如何运作的、哪些预测变量（或者是特征）起到了关键作用并有着重要意义。也就是说，数据挖掘的任务不仅需要预测，也需要解释所构建的模型。只有这样，才能在遇到问题时快速定位并进行解决。数据挖掘算法一般是用来做预测的，而预测也不是凭空发生的，是基于一些已有的变量进行预测的。那么，在众多的变量当中，哪些变量是对实际预测结果有作用的，而哪些变量对实际预测结果是没有太大意义的，需要进行一定的判断。一般而言，对当前模型预测有用的变量称为相关特征，而对当前模型预测没什么用的变量称为无关特征，从给定特征集合中选择重要的特征子集的过程，称为特征重要性分析。一般认为变量对模型预测结果的贡献越大，则重要性就越高。例如，对于基因表达数据而言，哪些基因的表达对于生物学状态改变的影响最大，就认为这些基因对该生物学表型越重要。此外，电子病历数据中关于患者的检查指标往往也非常多，通过对数据进行梳理和分析，发现其中重要的特征并用于临床疾病防控的干预和治疗，具有非常重要的意义。同时，去除不那么重要的冗余特征，可以减少数据噪声，便于学习任务的估计，提高模型的精确度。

目前，常用的一些特征重要性分析方法包括回归系数、决策树模型自带的特征重要性评估方法、基于随机重排的方法、基于SHAP值的特征重要性分析等（表6-1）。其中，对于回归模型而言，变量的回归系数可以直接度量其重要程度，这样也在一定程度上提供了模型参数的解释问题。

表6-1　常见的特征重要性评估方法

评估方法	适用的模型	特点
回归系数	回归模型	操作简单
基尼系数、信息增益、划分次数等	决策树模型	计算效率高，易受变量类别个数和共线性的影响
置换特征重要性	任何模型	数据不能有缺失值，容易受共线性的影响
SHAP值	任何模型	计算效率低，能处理共线性问题，计算个体特征

一、决策树模型特征重要性

对于基于决策树的机器学习模型，特征的重要性可以转化为计算每个特征对预测结果的贡献多少的度量。经过第五章的学习，可以知道决策树算法的核心就是寻找最佳树。决策树从根节点开始，对样本的某一个特征进行测试，根据测试结果，将样本分配到其子结点，如此递归地对样本进行测试和分配，直到叶子结点，最后每一个样本会分到叶子结点的类别中，进而完成对样本的分类。在这个过程中，在每个决策节点上，都选择当前最佳的特征进行分割，以便进一步区分到达该决策节点的样本。而在每个决策节点上，所选择的分割特征决定了最终的预测结果。一般使用信息增益或基尼系数来衡量分割的质量，也就是每一次分割之后，样本纯度（purity）的提升［或者是不纯度（impurity）的下降］。

基于这样的思想，决策树通过每个属性分裂点改进性能度量的量来计算特征重要性，由节点负责加权和记录次数。也就是说，一个特征对分裂点改进性能度量越大（越靠近根节点），权值越大；被越多提升树所选择，特征越重要。性能度量可以是选择分裂节点的基尼（Gini）纯度，也可以是其他度量函数。最终，将一个特征在所有提升树中的结果进行加权求和后平均，作为决策树模型的特征重要性。例如，图6-6是一个基于基尼系数的特征重要性示例，其中特征F1的重要性为 $0.55 \times 15 - 0.68 \times 10 - 0 = 1.45$，特征F2的重要性为 $0.68 \times 10 - 0 \times 8 - 0 \times 2 = 0.68$，归一化之后，可以得到两个特征的重要性分别为0.68和0.32。常用的基于树的算法如随机森林、Adaboost、GBDT（XGBoost、LightGBM）等，一般都内置特征重要性计算，这实际上是基于单颗树的特征重要性的拓展。

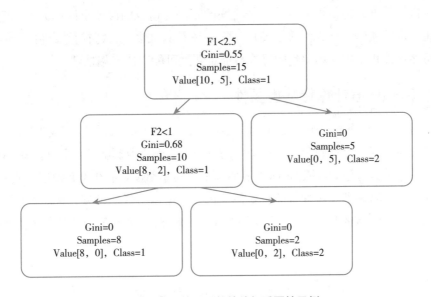

图6-6　基于基尼系数的特征重要性示例

二、置换特征重要性

置换（permutation）特征重要性方法的思想是由 Breiman 于 2001 年提出，并由 Fisher 等在 2018 年进行了更新。该方法衡量一个特征的重要性是计算改变特征后模型预测误差的增加。如果打乱其值增加了模型的误差，那么一个特征就是"重要的"，因为在这种情况下，模型是依靠这个特征来进行预测的。如果打乱其值模型误差不变，则该特征为"不重要"，因为在这种情况下，模型忽略了预测的特征。具体实践过程中，可以通过将特征变成随机数后，模型精确度的下降程度来表示特征的重要程度。例如，随机森林方法是有放回采样，形成了袋外数据，可通过袋外数据变量发生轻微扰动后的分类正确率与扰动前分类正确率的平均减少量来评估特征重要性。该方法的基本步骤可以表示如下：

定义训练模型 f，特征矩阵 X，目标向量 y，错误率估计函数 $L(y, f)$。

（1）估计初始模型误差 $e^{orig}=L(y, f(X))$。

（2）对每个特征 $j=1 \cdots p$，进行：

1）通过 X 对中的特征 j 进行随机置换，产生特征矩阵 X^{perm}，这一步扰乱了特征 j 和真实结局 y 之间的关联。

2）估计误差 $e^{perm}=L(y, f(X^{perm}))$。

3）计算置换特征重要性 $FI^{j}=e^{perm}/e^{orig}$，或者 $FI^{j}=e^{perm}-e^{orig}$。

（3）依据顺序对特征进行重要性排列。

该方法的一个优点是易于解释，另一个优点是不需要重新训练模型，只需要使用重新排列的特征数据，但是可能会将特征之间的相关性造成的误差也计算进去。但是该方法也存在一定的缺陷，如无法确定使用训练集还是测试集进行特征重要性的计算，如果特征之间存在关联，则计算得到的置换特征重要性可能变成有偏估计。

三、SHAP 值计算特征重要性

SHAP 值起源于博弈论中的夏普里值（Shapley values），表示该特征在所有特征序列中的平均边际贡献，能反映每一个样本中的特征的影响力及影响的正负性。SHAP 值的特征：给定观察样本的每个特征的 SHAP 值加起来得到模型预测值和没有模型（或者是逻辑回归函数）之间的差别。这种特征重要性分析方法适用于任何模型，且能够计算个体特征的影响。值得注意的是，SHAP 不返回模型，无法模拟研究某个特征值增加如何影响输出。

第五节　研究案例

下面将在集成学习方法的理论知识以及前面章节的 R 语言基础和数据处理技术的

基础之上，结合具体的数据案例开展疾病风险预测的实践研究。采用的数据集是来源于Kaggle上的一个脑卒中患者的病历数据（https：//www.kaggle.com/fedesoriano/stroke-prediction-dataset）。该数据集包含5110个样本的基本信息，涵盖患者编号、性别、年龄、高血压病史、心血管疾病病史、婚姻史、居住地、血糖水平、吸烟史、身体质量指数（BMI）、工作类型、是否患有脑卒中共12个变量（表6-2）。接下来将探索集成不同的机器学习模型，采用R语言的SuperLearner包的集成学习框架来开展脑卒中发生风险的预测研究，具体的分析流程，如图6-7所示。

表6-2　数据集中的变量汇总

变量名称	属性
id	患者编号
gender	性别（male，female，other）
age	年龄
hypertension	是否患有高血压（0，1）
heart_disease	是否患有心脏病（0，1）
ever_married	是否有婚姻史（yes，no）
work_type	工作类型（private，self-employed，govt_job，never_worked）
residence_type	居住地区（urban，rural）
avg_glucose_level	血糖水平
bmi	身体质量指数
smoking_status	吸烟状态（formerly smoked，smokes，never smoked，unknown）
stroke	是否患有脑卒中（0，1）

在本案例实践过程中，需要注意的关键步骤如下。

（1）安装和加载包，数据集准备。

（2）首先将数据划分成训练集和测试集，采取下采样使分类比例达到一致。

（3）将训练集送入模型中训练，同时以K折交叉验证方法来进行超参数调节，哪一组超参数表现好，就选择哪一组超参数。

（4）寻找到超参数后，用同样的方法寻找决策边界，至此模型训练完成。

（5）使用投票法融合模型预测结果，计算ROC曲线等，得到模型的评估指标。

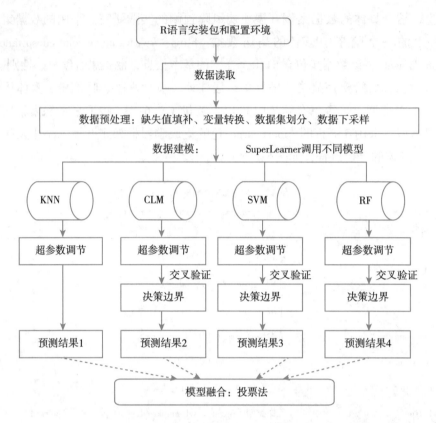

图 6-7　完整的机器学习模型构建过程

一、数据预处理和模型调用的测试

首先，在本案例的具体实践中，需要用到"sampling""SuperLearner""pROC""janitor"
"KernelKnn""tidyverse"这几个 R 语言包，在完成相关的环境配置之后，进行数据读取
（图 6-8）。

```
# 读入数据，数据存储目录
data_root <-'path /healthcare-dataset-stroke-data.csv'
raw_data <-read.csv(data_root,header=T,stringsAsFactors = FALSE)
# 按字符串读入，不转换为因子类型
head(raw_data)
```

完成数据读取之后，接下来需要进行数据的预处理。由于，原始数据存在部分的数
据缺失，例如，BMI 指标有缺失值（以 N/A 表示），结合第二章介绍的数据清洗方法，这
里采用均值对缺失数据进行填补（图 6-9）。

A data.frame: 6 × 12

id	gender	age	hypertension	heart_disease	ever_married	work_type	Residence_type	avg_glucose_level	bmi	smoking_status	stroke
<int>	<chr>	<dbl>	<int>	<int>	<chr>	<chr>	<chr>	<dbl>	<chr>	<chr>	<int>
9046	Male	67	0	1	Yes	Private	Urban	228.69	36.6	formerly smoked	1
51676	Female	61	0	0	Yes	Self-employed	Rural	202.21	N/A	never smoked	1
31112	Male	80	0	1	Yes	Private	Rural	105.92	32.5	never smoked	1
60182	Female	49	0	0	Yes	Private	Urban	171.23	34.4	smokes	1
1665	Female	79	1	0	Yes	Self-employed	Rural	174.12	24	never smoked	1
56669	Male	81	0	0	Yes	Private	Urban	186.21	29	formerly smoked	1

图6-8 数据读取结果

```
# 用均值填补 bmi 中的缺失值
# 先将 N/A(string) 替换为 NA,R 才能识别缺失值 NA
raw_data[raw_data$bmi=='N/A',]$bmi = NA
raw_data$bmi <-as.numeric(raw_data$bmi)
bmi_mean <-mean(as.numeric(raw_data$bmi),na.rm=T)
raw_data[is.na(raw_data$bmi),]$bmi = bmi_mean
summary(raw_data)
```

```
      id            gender               age          hypertension     heart_disease    ever_married         work_type
 Min.   :   67   Length:5110        Min.   : 0.08   Min.   :0.00000   Min.   :0.00000   Length:5110        Length:5110
 1st Qu.:17741   Class :character   1st Qu.:25.00   1st Qu.:0.00000   1st Qu.:0.00000   Class :character   Class :character
 Median :36932   Mode  :character   Median :45.00   Median :0.00000   Median :0.00000   Mode  :character   Mode  :character
 Mean   :36518                      Mean   :43.23   Mean   :0.09746   Mean   :0.05401
 3rd Qu.:54682                      3rd Qu.:61.00   3rd Qu.:0.00000   3rd Qu.:0.00000
 Max.   :72940                      Max.   :82.00   Max.   :1.00000   Max.   :1.00000
 Residence_type     avg_glucose_level      bmi          smoking_status         stroke
 Length:5110        Min.   : 55.12     Min.   :10.30    Length:5110        Min.   :0.00000
 Class :character   1st Qu.: 77.25     1st Qu.:23.80    Class :character   1st Qu.:0.00000
 Mode  :character   Median : 91.89     Median :28.40    Mode  :character   Median :0.00000
                    Mean   :106.15     Mean   :28.89                       Mean   :0.04873
                    3rd Qu.:114.09     3rd Qu.:32.80                       3rd Qu.:0.00000
                    Max.   :271.74     Max.   :97.60                       Max.   :1.00000
```

图6-9 填补缺失值后的数据读取结果

进一步分析数据特征，发现样本的预测变量包含分类变量和数值型变量，而结局变量存在分布不均衡。针对这样的情况，首先为无序的分类变量（gender，hypertension，heart_disease，ever_married，work_type，Residence_type，smoking_status）引入哑变量，便于后续应用回归模型。在本书第三章中提到过，可以通过将分类变量转化为因子的方式来进行言哑变量转换。在这个案例中，采用model.matrix（）函数，通过构建设计矩阵的方式，将gender、hypertension、heart_disease、ever_married、work_type、Residence_type、smoking_status转化为虚拟变量。

在完成分类变量的处理之后，进一步进行数据集的划分和标准化。一般来说，先进行数据集划分再进行数据标准化处理。但是如果有分类变量的处理，可以在数据集划分之前处理，因为在数据集划分之后处理，可能两个数据集中的类别就不一样了。而对于连续变量的标准化，可以在数据集划分之后处理，使用相同的标准化参数。这里抽取

70%的数据作为训练集，剩余30%为测试集，函数round（）进行四舍五入来进行样本数的估计，函数strata（）用于分层抽样。最后，用函数scale（）对连续性变量进行标准化（图6-10）。

```
# 训练集和验证集
n1 <-round(sum(raw_data$stroke==0)*0.7)
n2 <-round(sum(raw_data$stroke==1)*0.7)


index_train <-strata(raw_data,stratanames=c("stroke"),size=c(n2,n1),method="srswor")
## 分层抽样
data_train <-raw_data[index_train$ID_unit,]
data_val <-raw_data[-index_train$ID_unit,]
summary(data_train)
summary(data_val)


### 标准化
data_train$age <-as.vector(scale(data_train$age))
data_train$avg_glucose_level <-as.vector(scale(data_train$avg_glucose_level))
data_train$bmi <-as.vector(scale(data_train$bmi))
summary(data_train)
data_val$age <-as.vector(scale(data_val$age))
data_val$avg_glucose_level <-as.vector(scale(data_val$avg_glucose_level))data_val$bmi
<-as.vector(scale(data_val$bmi))
summary(data_val)
```

```
> summary(data_val)
      age           avg_glucose_level       bmi          gender_male      gender_other   hypertension      heart_disease    ever_married_yes
 Min.   : 0.32   Min.   : 55.25      Min.   :11.50   Min.   :0.0000   Min.   :0    Min.   :0.00000   Min.   :0.00000   Min.   :0.0000
 1st Qu.:26.00   1st Qu.: 76.92      1st Qu.:24.10   1st Qu.:0.0000   1st Qu.:0   1st Qu.:0.00000   1st Qu.:0.00000   1st Qu.:0.0000
 Median :45.00   Median : 92.34      Median :28.40   Median :0.0000   Median :0   Median :0.00000   Median :0.00000   Median :1.0000
 Mean   :43.48   Mean   :106.65      Mean   :29.01   Mean   :0.4214   Mean   :0   Mean   :0.09785   Mean   :0.04305   Mean   :0.6595
 3rd Qu.:61.00   3rd Qu.:115.42      3rd Qu.:33.10   3rd Qu.:1.0000   3rd Qu.:0   3rd Qu.:0.00000   3rd Qu.:0.00000   3rd Qu.:1.0000
 Max.   :82.00   Max.   :263.56      Max.   :97.60   Max.   :1.0000   Max.   :0   Max.   :1.0000    Max.   :1.00000   Max.   :1.0000
 work_type_govt_job work_type_never_worked work_type_private work_type_self_employed residence_type_urban smoking_statusnever_smoked
 Min.   :0.0000     Min.   :0.000000       Min.   :0.0000    Min.   :0.0000          Min.   :0.0000       Min.   :0.0000
 1st Qu.:0.0000     1st Qu.:0.000000       1st Qu.:0.0000    1st Qu.:0.0000          1st Qu.:0.0000       1st Qu.:0.0000
 Median :0.0000     Median :0.000000       Median :1.0000    Median :0.0000          Median :0.0000       Median :0.0000
 Mean   :0.1324     Mean   :0.006523       Mean   :0.5688    Mean   :0.1611          Mean   :0.4886       Mean   :0.3659
 3rd Qu.:0.0000     3rd Qu.:0.000000       3rd Qu.:1.0000    3rd Qu.:0.0000          3rd Qu.:1.0000       3rd Qu.:1.0000
 Max.   :1.0000     Max.   :1.000000       Max.   :1.0000    Max.   :1.0000          Max.   :1.0000       Max.   :1.0000
 smoking_statussmokes smoking_status_unknown    stroke
 Min.   :0.0000       Min.   :0.0000        Min.   :0.00000
 1st Qu.:0.0000       1st Qu.:0.0000        1st Qu.:0.00000
 Median :0.0000       Median :0.0000        Median :0.00000
 Mean   :0.1494       Mean   :0.3072        Mean   :0.04892
 3rd Qu.:0.0000       3rd Qu.:1.0000        3rd Qu.:0.00000
 Max.   :1.0000       Max.   :1.0000        Max.   :1.00000
```

图6-10 标准化处理后的数据读取结果

数据集中患脑卒中的样本只占4.87%，这种不平衡类别会影响模型预测输出，因为大部分模型的默认阈值为输出值的中位数。例如，逻辑回归的输出范围是［0，1］，当某个样本的输出大于0.5，则该样本被划分为正例，反之则被划分为负例。因此，在数据的类别不平衡时，例如，正例个数特别少的情况下，采用默认的分类阈值会导致输出全部为反例，产生虚假的高准确度而导致分类失败。在本案例研究中，采用欠采样方法来处理预测类别不平衡的数据情况。欠采样是指从多数样本中抽样生成跟少数样例相当的样本数据再合并成新数据集，也可以做多次欠采样。前者存在排除大部分数据，预测模型可能存在偏差的问题；后者需要训练多个模型，开销较大，同时数据集中的正例数据将被反复使用，容易造成模型过拟合。对于本案例数据，首先构建一个下采样函数downsample（），之后再进行数据抽取（图6-11）。

```
### 下采样
### 设置下采样函数
downsample <-function(data,index,control,case,rate){ ## 输入参数：数据集 不平衡变量所在 index 多数类的值 少数类的值 采样比例
data_control <-data[data[,index]==control,] ## 提取出所有多数类样本
index0 <-sort(sample(nrow(data_control),sum(data[,index]==case)*rate))## 在多数类样本中采样一定比例 ( 少数类样本比例 )
return(rbind(data_control[index0,],data[data[,index]==case,]))}
data_train_ds <-downsample(data=data_train,index=17,control=0,case=1,rate=1)## 抽取跟 stroke 样本数相同的正常样本组成新数据集
summary(data_train_ds)
```

图6-11　构建下采样后的数据抽取结果

进一步定义数据集中的预测变量和结局变量，为后续的模型预测做准备（图6-12）。

```
### 定义数据集中的预测变量组和结局变量
data_train_ds_X <-data_train_ds[,-17]

data_train_ds_Y <-data_train_ds[,17]

data_val_X <-data_val[,-17]

data_val_Y <-data_val[,17]
```

```
All prediction algorithm wrappers in SuperLearner:

 [1] "SL.bartMachine"     "SL.bayesglm"        "SL.biglasso"        "SL.caret"           "SL.caret.rpart"
 [6] "SL.cforest"         "SL.earth"           "SL.extraTrees"      "SL.gam"             "SL.gbm"
[11] "SL.glm"             "SL.glm.interaction" "SL.glmnet"          "SL.ipredbagg"       "SL.kernelKnn"
[16] "SL.knn"             "SL.ksvm"            "SL.lda"             "SL.leekasso"        "SL.lm"
[21] "SL.loess"           "SL.logreg"          "SL.mean"            "SL.nnet"            "SL.nnls"
[26] "SL.polymars"        "SL.qda"             "SL.randomForest"    "SL.ranger"          "SL.ridge"
[31] "SL.rpart"           "SL.rpartPrune"      "SL.speedglm"        "SL.speedlm"         "SL.step"
[36] "SL.step.forward"    "SL.step.interaction" "SL.stepAIC"        "SL.svm"             "SL.template"
[41] "SL.xgboost"
```

图6-12　定义变量后的数据结果

在完成数据的预处理和数据集划分之后，接下来需要进行具体的模型调用。本案例将采用KNN、GLM、SVM、RF集中模型的集成进行脑卒中的风险预测。首先，需要确定各种模型在SuperLearner下的调用形式，并进行相应的建模测试。由于每个模型有不同的超参数设定和超参数组合，SuperLearner可以将不同参数下的模型整合在一起。

```
## 测试模型的参数传入和正常运行
## 所有可调用模型
listWrappers()
```

在SuperLearner中，可以用函数create.Learner（）创建自定义学习器或者一组学习器，网格化定义超参数组合。函数SuperLearner（）是预测函数，最终输出对模型初步估计的结果。这里选取KNN模型、广义线性模型（GLM）、SVM模型［包含高斯核（RBF）和多项式核（POLY）两种核函数的学习器］、随机森林（RF）模型进行集成学习。首先采用函数creat.Learners（）创建学习器，并通过给出超参数来定义学习器下不同的超参数组合。最后，将不同模型的不同超参数组合存储到一个列表中，便于后续模型训练的调用。

```
# knn
learners1 = create.Learner("SL.kernelKnn",tune = list(k=c(3,5,7,9),transf_categ_cols = TRUE))


# SVM-rbf
learners2 = create.Learner("SL.ksvm",tune = list(scaled=F,C=c(0.01,0.1,1,10,100),kernel=c('r
bfdot')),name_prefix=c('SL.ksvm.rbfdot'))
```

```
# SVM-poly
learners3 = create.Learner("SL.ksvm",tune = list(scaled=F,C=c(0.01,0.1,1,10,100),kernel=c('p
olydot')),name_prefix=c('SL.ksvm.polydot'))


# GLM
learners4 = create.Learner("SL.glmnet",tune = list(alpha=c(0,0.5,1)))


# Random Forest
learners5 = create.Learner("SL.ranger",tune = list(min.node.size = c(2,5,10,15,20),num.
trees=100))


# 所有模型所有超参数的组合
all_learners <-list(learners1,learners2,learners3,learners4,learners5)
all_learners
```

二、集成模型构建相关函数设置

在开展具体的模型训练之前，需要构建模型训练和验证相关的函数，包括交叉验证设置、模型评估设置、学习器超参数搜索、决策边界（决策阈值）搜索、模型训练函数构建。

1. 交叉验证　设置交叉验证函数，获取数据集在 K 折交叉验证中的第 K 组子训练集和测试集。其中，rep_len（1：K，n），表示重复 1：K，直到总数量为 K，生成数据属于每一折的 index，再通过 spit 对其处理，生成包含 K 个 index 的 list。函数 get_k_folds_data（）从原数据集中，按照上面建立的 index，抽取相关的训练集和测试集。

```
## 获取 K 折的 index
split_Kfolds <-function(data_x,K){
n <-nrow(data_x)
shuffle_index <-sample(n,n)## 打乱顺序
return(split(shuffle_index,rep_len(1:K,n)))## 分成 K 份，返回 list 包含 K 个 index
}
```

```
## 获取 K 折中第 k 组数据 ,folds 即为上面函数返回的 list
get_k_folds_data <-function(data_x,data_y,k,folds){
K <-length(folds)
if(k>K){print('error')
return(-1)
}
x_cv_test <-data_x[folds[[k]],]
y_cv_test <-data_y[folds[[k]]]
x_cv_train <-data_x[-folds[[k]],]
y_cv_train <-data_y[-folds[[k]]]
return(list(x_cv_train=x_cv_train,y_cv_train=y_cv_train,x_cv_test=x_cv_test,y_cv_test=y_
cv_test))
}
```

2. 模型评估　对于每个学习器的预测结果，采用 AUC 和召回率的组合进行相关结果的评估。AUC 的优势在于：AUC 的计算方法同时考虑了分类器对于正例和负例的分类能力，在样本不平衡的情况下，依然能够对分类器作出合理的评价。此外，大部分类别预测模型的结果都是概率，使用 AUC 可以避免把预测概率转化为类别。关于这两个评估指标的定义，可以参考第五章的内容。

```
### 计算召回率
Recall <-function(Y,score,boundry=0.5){
pred <-as.numeric(score>=boundry)
cx = table(Y,pred)## confusion matrix,print(cx)
if(ncol(cx)== 1){ ## 可能出现混淆矩阵中只有一列的情况
return(pred[1]*1)}
else{
return(cx[2,2]/(cx[2,2]+cx[2,1]))
}}
```

```
### 召回率和 AUC 的组合，不同模型的选择标准不同
Recall_Auc <-function(recall,auc,name){
if(grepl("SL.glmnet",name)){
return(0.9*recall + 0.1*auc)
}
else if(grepl("SL.ksvm",name)){
return(recall * auc)
}
else if(grepl("SL.ranger",name)){
return(0.5*recall + 0.5*auc)
}
else{print('name error')
return(-1)}}
```

3. 超参数搜索　构建函数 cv_hyper_pram（）来寻找每个模型的最优超参数组合。All learners 里面存储不同的模型，每种模型有不同的超参数组合，遍历每种模型下不同的超参数组合中最优的那个，之后再进行不同种类的模型组合。实际操作过程中，对于每种模型的不同超参数组合，都进行交叉验证，选取效果最优的超参数组合并记录下来，之后再进行所有最优超参数组合模型的融合。

```
cv_hyper_pram <-function(data_x,data_y,K,all_learners)
{num_models <-length(all_learners)## 不同模型
best_learners <-c()## 存放每种模型中最优的一个
for(i in 1:num_models){ ## 遍历每一种模型
names <-all_learners[[i]]$names ## 一种模型下的不同超参数组合
name_recalls <-c()## 存放不同超参数组合的召回率
for(j in 1:length(names)){ name <-names[j] ## 一种模型下的每个超参数
folds <-split_Kfolds(data_x,K)## 获取 K 折的 index
mean_recall <-0
for(k in 1:K){ ## 计算每个超参数的 K 折平均召回率
cv_data <-get_k_folds_data(data_x,data_y,k,folds)## K 折交叉验证的数据集划分
```

```
x_cv_train <-cv_data[['x_cv_train']]
y_cv_train <-cv_data[['y_cv_train']]
x_cv_test <-cv_data[['x_cv_test']]
y_cv_test <-cv_data[['y_cv_test']]
model <-SuperLearner(Y = y_cv_train,X = x_cv_train,family = binomial(),SL.library = name)
model_score = predict(model,x_cv_test)$pred
recall <-Recall(y_cv_test,model_score)## 计算召回率 print(recall)
mean_recall <-mean_recall + recall }
mean_recall <-mean_recall/K ## 一组超参数下的 K 折平均召回率
name_recalls <-c(name_recalls,mean_recall)}
best_name_index <-which.max(name_recalls)
best_name <-names[best_name_index] ## 找到一种模型的最优超参数
best_learners <-c(best_learners,best_name)}
return(best_learners)}
```

4. 决策边界搜索　进一步, 对于所有的模型的最优超参数组合, 计算每个模型的最优决策边界, 通过类似超参数搜索函数 cv_hyper_pram () 的构建方式, 构建函数 cv_bdry () 来实现这个过程。例如, 首先判断模型组里面的模型名称是否是核函数 KNN。如果是, 则将决策边界设置为 0.5; 如果不是, 则对于每个模型, 对决策边界 bdry_range (可能是预测值从小到大的顺序排列) 决定的分类和模型实际预测的分类进行交叉验证比较, 计算每个决策边界下模型预测效果的均值, 选取最优决策边界 (每个模型最优超参数组合下的决策边界最优值)。

将上述步骤构建的超参数和决策边界搜索函数整合在一起, 构建一个完整的模型参数选择函数 hyper_selection (), 该函数可以返回最优的模型和最优的阈值。

5. 模型训练函数　整合上述构建的函数, 进行最终模型训练函数 train_predict () 的构建。为了对集成模型效果做进一步的比较, 这里选用线性模型作为比较的基准模型。

```
## 将超参数选择和边界 / 阈值选择整合在一起
train_predict <-function(data_train_ds_X,data_train_ds_Y,data_val_X,data_val_Y,hyper_
params){
## 集成模型
best_learners <-hyper_params$best_learners## 获取之前得到的学习器最优超参数和决
策边界
```

```
best_bdry <-hyper_params$best_bdry
model_num <-length(best_learners)
all_model_pred <-c()## 保存每个模型的预测结果
for(i in 1:model_num){
model <-SuperLearner(Y = data_train_ds_Y,X = data_train_ds_X,family = binomial(),SL.
library = best_learners[i])
model_score = predict(model,data_val_X)$pred
model_pred = as.numeric(model_score >= best_bdry[i])## as.numeric 将 TRUE 和 FALSE 转
化为 1 和 0
all_model_pred <-cbind(all_model_pred,model_pred)## 将不同模型预测结果按列合并
( 每行对应每个样本 )
}
y_pred <-as.numeric(apply(all_model_pred,1,sum)>= 3)## 每个样本 , 投票超过 2 则认为
是正样本
## 用不同阈值下的线性模型作为对比
control_bdry <-c(0.2,0.25,0.3,0.35,0.4,0.45,0.5)
control_num <-length(control_bdry)
all_control_pred <-c()## 不同阈值下线性模型的预测结果
for(i in 1:control_num){
model <-SuperLearner(Y = data_train_ds_Y,X = data_train_ds_X,family = binomial(),SL.
library = "SL.glmnet")
model_score = predict(model,data_val_X)$pred
model_pred = as.numeric(model_score >= control_bdry[i])
all_control_pred <-cbind(all_control_pred,model_pred)}
return(list(y_pred=y_pred,all_control_pred=all_control_pred,control_bdry=control_bdry))}
results <-train_predict(data_train_ds_X,data_train_ds_Y,data_val_X,data_val_Y,hyper_
params)
results
```

三、主体模型构建

因为分配训练集和验证集有一定的随机性，因此设计一个主循环，通过 iteration 参数来设置循环次数为 10。

```r
run <- function(data_root, ratio=0.7, iteration=10){
raw_data <- read.csv(data_root, header=T,stringsAsFactors = FALSE)
......
# 对 BMI 指标进行缺失值的均值填补
# 分类变量 -> 哑变量
# 分配训练集和验证集
# 数据标准化
# 训练集下采样
......


# 选择超参数和阈值
  hyper_params <- hyper_selection(data_train_ds_X, data_train_ds_Y, 5)
  # 模型预测结果
  results <- train_predict(data_train_ds_X, data_train_ds_Y, data_val_X, data_val_Y, hyper_params)
print("Computing")

# 计算召回率和 AUC
  cx = table(data_val_Y, results$y_pred)
  if(ncol(cx) == 1){
  recall_score <- results$y_pred[1]*1
  }
  else{
  recall_score <- (cx[2,2]/(cx[2,2]+cx[2,1]))
  }
  print(recall_score)
```

```
   auc <- roc(data_val_Y, results$y_pred,quiet=T)$auc

   recall_score_list <- c(recall_score_list, recall_score)

   auc_list <- c(auc_list, auc)

   # controling model recall auc

control_recall_all_param <- c()

   control_roc_all_param <- c()

   for(i in 1:ncol(results$all_control_pred)){

    control_pred <- results$all_control_pred[,i]

    cx = table(data_val_Y, control_pred)

    if(ncol(cx) == 1){

      recall_score <- control_pred[1]*1

    }

    else{

      recall_score <- (cx[2,2]/(cx[2,2]+cx[2,1]))

    }

    auc <- roc(data_val_Y, control_pred,quiet=T)$auc

    control_recall_all_param <- c(control_recall_all_param, recall_score)

    control_roc_all_param <- c(control_roc_all_param, auc)

   }

   recall_score_lr_list <- rbind(recall_score_lr_list, control_recall_all_param)

   auc_lr_list <- rbind(auc_lr_list, control_roc_all_param)

}

## 计算集成模型召回率和 AUC 的平均值和标准差

mean_recall_score = mean(recall_score_list)

std_recall_score = sd(recall_score_list)

mean_auc = mean(auc_list)

std_auc = sd(auc_list)
```

```
## 计算线性模型在不同阈值下召回率和 AUC 的平均值和标准差
mean_recall_score_lr = apply(recall_score_lr_list, 2, mean)
std_recall_score_lr = apply(recall_score_lr_list, 2, sd)
mean_auc_lr = apply(auc_lr_list, 2, mean)
std_auc_lr = apply(auc_lr_list, 2, sd)


return(list(mean_recall_score=mean_recall_score, std_recall_score=std_recall_score,
        mean_auc=mean_auc, std_auc=std_auc,
         mean_recall_score_lr=mean_recall_score_lr, std_recall_score_lr=std_recall_score_
lr,
        mean_auc_lr=mean_auc_lr, std_auc_lr=std_auc_lr))
}
```

最终的模型计算结果展示如下（图6-13）。分别表示集成模型的召回率平均值、召回率标准差、AUC平均值、AUC标准差；对比的线性模型的召回率平均值、召回率标准差、AUC平均值、AUC标准差。相对而言，集成模型的效果会更好一些。

```
invisible(capture.output(mean_std <- run(data_root, ratio=0.7, iteration=5)))
print(c(mean_std[[1]],mean_std[[2]],mean_std[[3]],mean_std[[4]]))
print(c(mean(mean_std[[5]]),mean(mean_std[[6]]),mean(mean_std[[7]]),mean(mean_std[[8]])))
```

```
> print(c(mean_std[[1]],mean_std[[2]],mean_std[[3]],mean_std[[4]]))
[1] 0.95200000 0.04279148 0.83218473 0.01991660
> print(c(mean(mean_std[[5]]),mean(mean_std[[6]]),mean(mean_std[[7]]),mean(mean_std[[8]])))
[1] 0.9340952 0.0377698 0.7480980 0.0141893
```

图6-13　集成模型计算结果

本 | 章 | 小 | 结

本章阐述了生物医学数据中的电子病历数据的多样化特点及其在医学研究中的应用。基于电子病历数据挖掘可以为疾病的预防、诊断、控制、治疗提供决策支撑。在前面章节的机器学习模型的基础上，本章阐述了集成学习的基本概念以及常用的集成学习框架。与单一的机器学习模型比较，集成学习能够在一定程度上达到减小方差、偏差或是改进预测的效果。最后，本章结合脑卒中相关的样本数据，开展疾病预测和特征分析的实践研究。下面是本章用到的一些重要函数和功能（表6-3）。

表6-3　本章用到的重要函数及功能

函数	功能
model.matrix（ ）	可用于生成虚拟变量
strata（ ）	对数据进行分层抽样
create.Learner（ ）	创建自定义学习器或者一组学习器，网格化定义超参数组合
SuperLearner（ ）	在既定超参数组合下的预测函数
apply（ ）	对矩阵、数据框、数组（如二维、多维）等矩阵型数据，按行或列应用函数进行循环计算，并以返回计算结果

⑦ 思考题

1. 阐述电子病历数据的特点。
2. 疾病风险预测包含的研究内容有哪些？
3. 集成学习的基本框架有哪些？
4. 医学数据挖掘过程中，不均衡样本数据集的处理方式有哪些？

第七章 临床电子病历文本挖掘

学习目标

- 掌握 中文临床电子病历实体识别的常用方法。
- 了解 文本挖掘技术及其在生物医学领域的应用；常见的临床电子病历文本挖掘任务。

本教材第一章介绍了数据挖掘的概念最早是指从结构化的事实数据库中寻找有趣的模式和知识。然而在真实世界中，人类交换信息的最重要媒介是以自然语言记载的非结构化文本数据（如书籍、文献、新闻、社交媒体、网页等）。文本挖掘（text mining）就是从这些以语言和文字为主要内容的自然语言文本数据中发现用户所感兴趣的模式和知识，又称文本数据挖掘。本章将面向非结构化的临床电子病历文本数据，开展文本挖掘的实践与探索。首先，简要介绍文本挖掘技术的特点、一般流程及常见的生物医学文本挖掘任务。其次，介绍临床电子病历文本的特点和挖掘流程，并着重讲述其中的一项基础任务——临床实体识别方法。最后，基于 CCKS 2019 中文电子病历数据，利用 R 语言实现一个中文电子病历实体识别的研究案例。

第一节 文本挖掘概述

广义来说，文本挖掘概念不是指某一特定工具或算法，每个文本挖掘任务的执行过程通常是隐藏在某个具体的应用系统之后。由于文本挖掘的用户所关心的信息往往是隐藏在文本之中的，需要系统自动地从文本中发现、归纳和提炼出相关知识。一种情形是用户有比较明确的问题，希望通过文本挖掘获得确切的答案和结论；另一种情形是用户只知道大概目的，如医务人员希望从病历记录、检查报告及文献资料中，发现与某种疾病相关的规律和因素，那么具体会涉及几种疾病、有哪些关联的因素，都是未知的。这就涉及文本挖掘所特有的语言学问题和数据处理方法。首先，常见的文本格式有 TXT 文件、Doc/Docx 文件、PDF 文件、HTML 文件等，需要利用专门的技术对其文本结构进行解析。其次，由于不同语种的自然语言表达具有多义性和歧义性，特别是生物医学领域文献，常包含大量专业术语，以及语义复杂的长句和嵌套句式，对于计算机来说，需要借鉴与处理自然语言有关的多学科领域的知识和技术，包括机器学习、数理统计、模式分类、自然语言处理等基础理论；文本分类、文本聚类、主题建模、信息抽取等支撑技术（又称文本分析的中间件）；面向特定应用需求的文本处理技术，如自动摘要、情感分析、意图挖掘、信息过滤、知识检索、话题检测与跟踪等。

一、文本挖掘的一般流程

从功能层面来说，文本挖掘系统遵循数据挖掘的经典研究设计，即问题定义、数据收集、数据预处理、数据挖掘、结果评估和解读等环节。参考Feldman（2007）提出的通用文本挖掘系统（generic text mining system）结构，可以将文本挖掘的一般流程归纳如下。

1. **数据收集**（data collection or assembly）　　文本挖掘的一个关键元素是文档集合，这里将文档定义为集合中的离散文本数据单元。文档集合是基于文本文件的任何组合，可以是静态的也可以是动态的（即随着时间的推移包含更新的文档），文档数量从数千到数千万不等。一个典型的真实世界文档集合的例子是美国国家医学图书馆的PubMed，包含超过2500万条英文生物医学领域的文献记录，并且还在不断动态增长。文本挖掘的目标就是从这些文档集合中发现模式。文本数据也称为语料库，包括有标注数据和无标注数据。在收集语料之前，先要明确与挖掘目标相关的文本类型、文本数据的存储位置和方式，以及是否有版权和隐私限制等，之后再从分散的不同数据源里有选择地收集、过滤和存储相关文本，从而构成目标语料库。

2. **数据预处理**（data preprocessing）　　文本挖掘系统的预处理操作主要是识别和提取自然语言文档的代表性特征。这些预处理操作可以将存储在文档集合中的非结构化数据转换为更明确的结构化中间格式。由于原始文本语料通常含有噪声，需要先对其进行清洗，包括针对不同格式文件的文档类型进行识别和内容解析；检测文本字符串的语言类型，保留需要的语种；对于来自网页的广告信息、导航栏、脚本代码及注释等无关信息进行清洗，利用半结构化的标签提取文本内容等。经过清洗过滤后，可以得到比较干净的文本素材，即"粗加工语料"。基于此，可以开展基本的语言学预处理，如分句、分词、词性标注、词频统计、去除停用词等。根据任务需求，也可以进一步提取深层语法信息，如句法解析、依存关系分析、组块分析等。

3. **数据探索和可视化**（data exploration and visualization）　　经过文本预处理获得的语言学信息可以作为文本分析的基本特征。根据这些信息对整个语料库的数据结构进行可视化探索，将有助于选择适用的文本挖掘模型。常用的文本可视化类型如下：①基于文本内容的可视化，如利用词频、词汇分布等信息生成词云或分布图。②基于文本关系的可视化，如利用树状图、网络图等展示文本内容或文本之间的关系和规律。③结合多层面信息的可视化，如利用时间及地理坐标等信息生成的地理热力图、基于矩阵视图的情感分析可视化等。

4. **模型搭建（model building）**　是文本挖掘的重要环节，包括模型训练和测试。需要从文本中有选择地抽取一些事实特征（如经过分词后得到的特征字、特征词、短语、词性等），并对其进行量化作为文本的中间表示形式，从而将非结构化的数据转化成计算机可计算的结构化特征信息。文本特征量化方法包括传统的向量空间模型、布尔模型，以及无须人工进行特征设计的词向量表示等。通过文本特征量化将文本转换成可计算的数学矩阵，就可以实现文本之间或者文本与用户问题之间的相似度计算。也可以利用特征评估函数计算不同特征的评分值，并根据评分值对这些特征进行排序，选取若干个评分值最高的作为特征词，即特征选择（feature selection）。在此基础上，可以进一步利用机器学习算法进行挖掘。

5. **模型评估（model evaluation）**　构建的模型是否达到预期的效果，需要基于特定的评估指标和参考标准进行评价。如果评价结果达到预期要求，就可以保留该模型，否则就需要回退到前面的环节，重新调整和改进模型，再进行新一轮的发现。值得注意的是，不同文本挖掘任务的目标不同，应结合具体的应用场景进行定制化的建模和评估，不存在一种普遍适用的评估方法。

可以看出，文本挖掘的流程并不复杂，但要构建一个高质量的中文文本挖掘系统，非常有挑战性。一方面是由于中文本身的语义表示和歧义消解问题相对复杂；另一方面是当前中文文本语料的收集和标注规模相对有限，特别是医学领域，既受到数据来源、版权、隐私保护等限制，又缺少专业的人工标注标准，很难覆盖小概率语言现象。

二、生物医学文本挖掘

生物医学文本挖掘是指专门针对生物医学领域文本进行知识的分析、发现和挖掘，其中涉及许多自然语言处理技术，也称为生物医学自然语言处理（BioNLP）。一方面，随着生物医学文献规模持续迅速增长，增加了文献检索和信息获取的难度；另一方面，临床领域的专业人员在处理电子医疗/保健记录时，也面临着类似的信息过载问题。针对学术出版物和临床记录中主要是非结构化的文本内容，BioNLP 技术不但可以从中自动提取关键信息，并将其转化为结构化知识以便快速理解，而且可应用于真实世界中的数据库管理、语义网络构建、计算机辅助诊疗等场景。

由于不同来源的文本格式差异很大，而且医学文本中存在大量医学术语、专业名词、习惯用语等特殊表达，如何获取大规模高质量标注语料，进而有效表示和利用生物医学领域的常识，对生物医学文本挖掘研究提出了挑战。鉴于此，许多研究社区和团队发起了 BioNLP 相关共享任务和挑战赛。还有一些长期的生物医学文本挖掘项目，如 NaCTeM、PubTator、CLAMP 等，提供了面向英文生物医学文献的文本挖掘工具和服务。Huang（2015）梳理了 2002—2014 年的 BioNLP 挑战任务，根据原始数据类型可以将这些任务分为两类：一类是侧重于生物医学学术出版物的生物学任务（biological tasks），另一类是关注临床记录内容的临床任务（clinical tasks）。表7-1展示了这些挑战任务的进展，根据NLP研究中的目标问题，可以进一步划分为Ad-hoc检索、段落检索、文本分类、提及检测、规范化、共指消解、信息抽取、自动问答、自动摘要等。

表7-1　BioNLP主要挑战任务描述

挑战赛	竞赛任务	任务简介	目标问题	时间（年）
KDD Cup https://www.biostat.wisc.edu/~craven/kddcup/	Fly genetics	果蝇遗传学文献筛选	文本分类	2002
	GR	基因调控预测	信息抽取	2002
TREC Genomics https://dmice.ohsu.edu/trec-gen/	Ad-hoc retrieval	检索相关文献/段落以解答生物医学研究问题	Ad-hoc检索	2003—2007
	Bio-entity centric	面向生物相关主题问题的答案搜索	Ad-hoc检索	2006—2007
	MGI-GO	面向基因本体（GO）术语分配的文献筛选	文本分类	2004—2005
		GO层次结构及相关证据编码的分配	信息抽取	2004
	GeneRIFs	面向基因主题的MEDLINE文献检索	Ad-hoc检索	2003
		从MEDLINE文献中抽取GeneRIF叙述	信息抽取	2003
TREC Chemical IR Track https://trec.nist.gov/data/chem-ir.html	Chem patent IR	化学专利相关文献检索	Ad-hoc检索	2009—2011
CoNLL 2010 https://rgai.sed.hu/node/118	Hedge detection	识别自然语言文本中包含不确定性信息的句子	文本分类	2010
		利用句法模式对句子进行语义分析，判断不确定信息的模糊范围	信息抽取	2010

续 表

挑战赛	竞赛任务	任务简介	目标问题	时间（年）
BioCreative https://biocreative. bioinformatics.udel.edu/	BioC	改进文本挖掘工具的互操作性	系统应用	2013，2015
	CHEMDNER	化学及药物提及识别	提及识别	2013，2015
	CTD	面向比较毒理基因组学（CTD）研究的文献筛选及生物实体识别	文本分类实体识别	2012—2013
	GM	基因提及识别	提及识别	2004，2007
	GN	基因名称归一化	实体规范化	2004，2007，2010
	GO	基因本体术语分配	文本分类	2004，2013
		基因本体证据句子抽取	信息抽取	2004，2013
	IAT or ITM	Biocuration 交互系统	系统应用	2010，2013，2015
		面向 Biocuration 的交互式文本挖掘系统	系统应用	2012，2017
	PPI	蛋白质相互作用文献筛选	文本分类	2007，2009，2010
		相互作用蛋白到 UniProt ID 的映射	实体识别及规范化	2009
		抽取相互作用对	信息抽取	2007，2009
		PPI 事件描述段落定位	段落检索	2007
		蛋白质相互作用检测实验方法	—	2007，2010
		面向精准医学的蛋白质相互作用关键区域和突变挖掘	信息抽取	2017
	Workflow	Biocuration 工作流识别	系统应用	2012
	BEL	生物表达语言中因果网络信息的提取	信息抽取	2015，2017
	CEMP	专利化学实体提及检测	提及识别	2015
	CDR	疾病命名实体识别及规范化（DNER）	实体识别及规范化	2015
		化学诱发疾病关系抽取（CID）	关系抽取	2015
	IAT-ID	交互式 Bio-ID 分配	提及识别及规范化	2017
	CHEMPROT	化合物–蛋白质相互作用文本挖掘	信息抽取	2017
	DrugProt	药物和化学–蛋白质相互作用文本挖掘	信息抽取	2021

续　表

挑战赛	竞赛任务	任务简介	目标问题	时间（年）
BioCreative https：//biocreative. bioinformatics.udel.edu/	NLM-CHEM	面向 PubMed 文献全文的化学实体识别及标引	实体识别	2021
	Medication names extraction	推文药物名称自动抽取	实体识别	2021
	COVID-19 Text Mining	COVID-19文本挖掘工具交互式演示	系统应用	2021
	LitCovid	用于COVID-19文献注释的多标签主题分类	文本分类	2021
JNLPBA https：//aclanthology.org/W04-1213/	Bio-entity	包括蛋白质、DNA、RNA、细胞系、细胞类型在内的生物实体识别	实体识别	2004
CALBC http：//www.lrec-conf.org/proceedings/lrec2012/pdf/827_Paper.pdf https：//pubmed.ncbi.nlm.nih.gov/20183881/	CALBC	生物实体识别及规范化	实体识别	2010—2011
LLL http：//genome.jouy.inra.fr/texte/LLLchallenge/	Genic Interaction	基因-蛋白质相互作用识别	信息抽取	2005
DDIExtraction https：//www.cs.york.ac.uk/semeval-2013/task9/	DDI	药物-药物相互作用抽取	信息抽取	2011，2013
BioASQ http：//www.bioasq.org/	Semantic QA For COVID-19	COVID-19生物医学语义问答	自动问答	2020
	Semantic Indexing	大规模生物医学文献（PubMed）语义标引	文本分类	2013—2021
	Semantic QA	英文生物医学语义问答（检索、问答、摘要）	问答检索 自动摘要	2013—2021
	Funding Information Extraction	生物医学文献资助信息抽取	信息抽取	2017
	MESINESP	西班牙语医学文献语义标引	文本分类	2020—2021

续　表

挑战赛	竞赛任务	任务简介	目标问题	时间（年）
BioNLP-ST https：//2019.bionlp-ost.org/	Bacteria，BB	菌群和/或基因相互作用抽取	信息抽取	2011，2013， 2016，2019
	CG	癌症相关的生化过程提取	信息抽取	2013
	CO-reference	共引/共指关系消解	共指消解	2011
	EPI	表观遗传变化提取	信息抽取	2011
	GE	基因相关事件（如表达）抽取	信息抽取	2009，2011， 2013
	GRO，GRN	基因调控抽取	信息抽取	2013
	ID	传染病发病机制提取	信息抽取	2011
	PC	路径模型抽取	信息抽取	2013
	REL	基因关系抽取	信息抽取	2011
	REN	基因重命名提取	信息抽取	2011
	CRAFT	集成了结构、语义和共引用任务	语义结构 共引	2019
	PharmaCoNER	药理物质、化合物和蛋白质命名 实体识别	实体识别	2019
	AGAC	基于活性基因注释语料库 （AGAC）的实体/关系识别以 及 *GOF/LOF* 突变基因文本识别	信息抽取	2019
	Seedev	植物种子发育的遗传和分子机制 的事件提取	信息抽取	2019
	RDoc	基于研究领域标准的心理健康信 息检索和抽取	信息检索 信息抽取	2019
TAC BiomedSumm https：//tac.nist.gov//2014/ BiomedSumm/	Biomed Summ	参考文献中反映引证的文本跨度 识别	信息抽取	2014
		引文跨度分类	文本分类	
		参考文献自动摘要	自动摘要	
n2c2(i2b2) https：//portal.dbmi.hms. harvard.edu/projects/n2c2-nlp/	Clinical concepts	临床概念抽取	信息抽取	2010
	Clinical relations	临床关系识别	信息抽取	2010
	CO-reference	共指消解	共指消解	2011
	De-identification	临床出院摘要去识别化	提及检测 去识别化	2006，2014

续　表

挑战赛	竞赛任务	任务简介	目标问题	时间（年）
n2c2(i2b2) https：//portal.dbmi.hms. harvard.edu/projects/n2c2-nlp/	Heart disease	心脏病风险识别	疾病预测	2014
	Medication	药物治疗相关信息抽取	信息抽取	2009
	Novel data use	重新使用已发布的临床数据集来回答新的临床问题	—	2014
	Obesity	肥胖及其共病的预测	疾病预测	2008
	Sentiment	句子级情感分析	文本分类	2011
	Smoking	吸烟状态预测	文本分类	2006
	Software usability	临床NLP软件可用性评估	系统应用	2014
	Temporal events	时间事件/表达的识别	信息抽取	2012
	Temporal relations	时间关系的抽取	信息抽取	2012
	Clinical Trial Cohort	临床试验队列选择	信息抽取 文本分类	2018
	Adverse Drug Events and Medication	药物不良事件和药物治疗提取	信息抽取	2018
TREC Medical https：//trec.nist.gov/data/ medical.html	Cohorts	从EHRs抽取符合纳入标准的患者队列	信息抽取 文本分类	2011—2012
TREC CDS https：//www.trec-cds.org/	Clinical decision support	面向临床决策支持的相关循证全文检索	信息检索	2014—2016
	Precision Medicine	面向肿瘤学家寻找循证治疗文献和临床试验	信息检索	2017—2020
	Clinical Trials	将患者与相关临床试验进行匹配	信息抽取 文本分类	2021
ShARe/CLEF eHealth https：//clefehealth.imag.fr/	Acronym	缩略语规范化	规范化	2013
	Disease template	疾病模板/属性填充	信息抽取	2014
	DNER	疾病识别及规范化	实体识别及规范化	2013
	IR	患者为中心的相关文献检索	Ad-hoc检索	2013—2016, 2021
	IS	面向电子健康数据的交互式搜索系统	信息检索 系统应用	2014, 2016
	Multilingual IR	面向多语言查询式的相关（英文）文献检索	Ad-hoc检索	2014
	Clinical NER	识别英文临床报告中的医学实体边界并映射到UMLS CUI	实体识别	2013, 2015, 2016

续 表

挑战赛	竞赛任务	任务简介	目标问题	时间（年）
ShARe/CLEF eHealth https：//clefehealth.imag.fr/	Death deports	从法国死亡报告语料库中提取死亡原因	信息抽取 文本分类	2016
	Clinical speech recognition	临床语音识别	语音识别	2015
	Handover IE	交班信息抽取	信息抽取	2016
	Multilingual IE	多语言信息抽取	信息抽取	2018—2021
	Consumer health search	消费者健康搜索	Ad-hoc 检索 个性化检索 查询意图 识别 查询扩展	2018，2020， 2021
	Document credibility prediction	文档可信度预测	文本分类	2021
SemEval task7 https：//alt.qcri.org/semeval 2014/task7/	DNER	疾病识别及规范化	实体识别及规范化	2014

2002 年 ACM KDD Cup 首次将挑战任务引入 BioNLP 社区，KDD Cup 以及之后的 TREC Genomics、CoNLL 等竞赛主要关注生物医学文献检索和文本分类等任务。2004 年起，BioCreative 和 JNLPBA 等竞赛开始致力于解决自由文本中的生物实体（Bio-entities）自动检测问题，例如，BioCreative Ⅰ 中的基因提及（GM）任务旨在检测基因名称，其后的 BioCreative Ⅱ 和 BioCreative Ⅲ 又引入了基因规范化（GN）任务。而 JNLPBA 中的生物实体任务则涉及 DNA、RNA 和细胞类型等多种实体类型。同时，信息抽取（IE）技术也在各种生物相关主题中进行了测试。例如，BioCreative 中引入了两个主要的 IE 任务：基因本体术语的自动分配（GO）和蛋白质–蛋白质相互作用提取（PPI）。BioNLP-ST 则主要关注生物事件/过程及实体之间的关系提取，如基因相关事件提取（GE）、细菌检测任务、传染病和癌症遗传学（CG）的生物分子机制等，同时涵盖了路径管理（pathway curation）、指代消解、名称别名（name alias）、基因调控（GRO/GRU）和基因相互作用等主题。

2006 年，整合生物学与临床信息学评测（Informatics for Integrating Biology and the Bedside，i2b2）引入了第一个面向临床的挑战任务，即针对医疗/临床记录中的敏感个人健康信息进行去识别化（de-identification）。之后 i2b2 陆续发布了多项临床记录相关的文本分类任务，如吸烟状况判定、肥胖及共病预测、心脏病风险预测，以及句子级情感分析（如自杀笔记）等。2009 年起，i2b2 也开始关注提及检测和概念识别，包括临床叙述中的医疗问题、检验、治疗、药物和剂量、时间表达等临床概念的处理，并使用断言（assertion）信息（如存在/不存在医疗问题）分析已识别的实体。目前，i2b2主要的BioNLP任务和数据已转移至n2c2网站，由哈佛大学医学院继续维护。近年来，TREC的研究重点也从生物医学文献转向临床记录，例如，TREC Medical赛道主要关注符合特定纳入标准的队列识别，TREC CDS赛道则侧重于研究支持临床决策的医疗病例检索技术。此外，ShARe/CLEF eHealth和SemEval等任务涵盖了临床记录中的疾病名称识别和规范化、疾病模板/属性填充、临床文档中的缩写词与UMLS映射、医疗记录检索等主题。

基于生物学和医学中的目标问题对BioNLP挑战进行分析，可以发现这两个领域各有感兴趣的实体和关系。在生物学方面，关键的生物实体包括基因/蛋白质、化学物质、药物和疾病；在临床方面，医学问题、检验、治疗、药物相关信息和队列最受关注。就重要关系而言，生物任务主要针对生物实体的功能（如Bio Creative GO任务中的基因功能）、关系事件（如BioNLP-ST GE任务中的基因相关事件）和相互作用（如DDI提取任务中的药物–药物相互作用和BioCreative的PPI任务中的蛋白质–蛋白质相互作用）。而临床实体之间的关系也有所不同，如时间关系、状态、断言/风险、共病和情绪分析。例如，i2b2肥胖任务与共病关系一致，因为它旨在预测肥胖医学问题的共病率，而i2b2时间任务与时间关系一致，因为它的目标是确定医学概念（如治疗和问题）之间的时间关系。

BioNLP挑战的持续发展，一方面可以开发和发布共享语料集合，便于BioNLP研究人员免费获取和广泛使用，这对于新技术的研发和评估十分重要；另一方面也促进了数据标注指南标准化、专家标注的替代方案和标注工具的开发，同时在评价措施、发现研究评价和新兴课题等方面也取得了一定进展。

第二节　电子病历文本特点

近年来，电子病历数据规模不断增长，但不同机构之间的数据共享和利用十分有限。针对海量电子病历文本的分析和挖掘，可以减轻人工处理病历数据的压力，也可以辅助医生开展疾病的个性化治疗，对于加快临床知识共享、提升临床诊疗效率和水平具有重要意义。

电子病历的数据形式包括半结构化的表格数据（如病案首页、物理检查结果、检验结果等）、图像数据（影像检查结果），以及非结构化的自由文本（如出院小结、病程记录、主诉、现病史、病历小结、医患沟通记录、医患协议、医生诊断记录、影像报告文本等）。

电子病历文本挖掘流程与一般的文本挖掘任务类似（图7-1）。首先，根据拟解决的医学问题和经验知识，确定期望的挖掘目标；其次，收集可分析的电子病历数据集及相关医学知识库，并根据研究目标对数据进行选取和组织；再次，对电子病历数据进行预处理，从以 XML 格式存储的病历信息中抽取出符合条件的基础数据，以纯文本形式存储在中间表中，再对医学文本进行清洗和语言学处理；然后，选择适合的文本挖掘算法，对实验数据进行建模；最后，根据研究目标，结合专业知识对挖掘结果进行评估和解读。

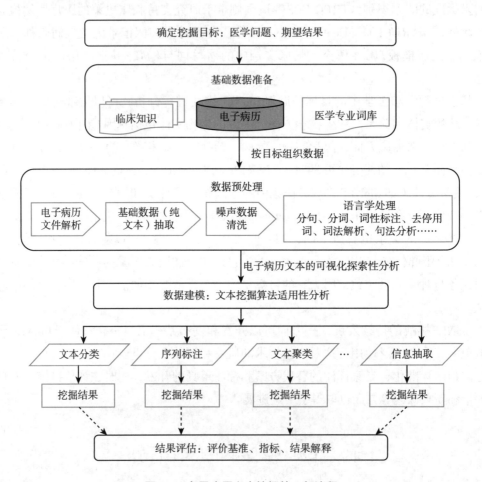

图 7-1　电子病历文本挖掘的一般流程

　　从电子病历文本内容来看，因为不同医生关于临床医学问题、疾病现象、疾病特征的描述是多样化的，所以具有一定的复杂性；此外，电子病历文本中常见实时性很强的时间序列数据，如住院患者的病程记录、医嘱记录、监测与护理记录等。从文本结构来看，常见半结构化和非结构化混合的形式，例如，病程记录和出院小结，通常按照不同的模式和章节组织内容，在文本挖掘的过程中可以针对不同的章节或者段落，应用不同的分析策略。从语言学特点来看，电子病历文本中常包含大量医学术语和受控词汇，每个术语有对应的语义类型（如疾病、症状、检查等），需要借助专业词表和知识库进行分析；医生撰写记录时经常省略一些语法成分（如主语、动词），或使用一些模式化表达和习惯用语（如"伴""否认""未见"），还有一些在电子病历文本里有特殊意义的符号、数字、单位、缩写词等，这些语言现象都增加了电子病历文本处理和分析的难度。

如何从自由文本中提取关键医疗信息，是临床电子病历文本挖掘的重要研究内容。事实上，电子病历文本中的医疗信息和知识的重要载体就是医学实体和实体关系，因此，目前关于电子病历文本挖掘的研究中，一项重要基础工作就是医学知识抽取，即如何从电子病历文本中自动识别医学实体和实体之间的关系，接下来将着重讲述临床实体识别方法。

第三节　中文电子病历命名实体识别

自然语言处理领域通常将表达文本语义信息的基本元素（如人名、地名、机构名等）称为命名实体（named entity）。在电子病历文本中，既包括症状、诊断、疾病、基因、药物等一般医学实体，也包括隐私信息、药品属性信息、时间表达式等特殊实体，以及否定、否定范围、段落标题等上下文实体。

临床实体识别（clinical named entity recognition，CNER）是指计算机从电子病历文本中自动识别代表医学实体的词或词组，也称电子病历命名实体识别，是生物医学文本挖掘领域中的一项重要基础研究。经典的命名实体识别研究主要包括基于词典或规则匹配的方法，以及基于统计学习的方法，后者通常将实体识别转化为分类问题［即对每个字/词进行（实体）标签分类］或序列标注问题（即综合考虑整个句子序列的信息和标签，使联合概率或条件概率最大化）。

全国知识图谱与语义计算大会（China Conference on Knowledge Graph and Semantic Computing，CCKS）围绕中文电子病历语义化开展了一系列评测，于2017—2020年陆续发布了面向中文电子病历的医疗实体及事件抽取任务（CCKS CNER Task）的相关数据集和评测标准：给定一组电子病历文本，识别出与医学临床相关的实体提及（entity mention），并将其归类到预定义类别（pre-defined categories），如疾病和诊断、手术、检查、检验、药物、解剖部位等（表7-2）。

表7-2　CCKS 2017—2020年医疗命名实体识别任务概览

年份	训练集	实体类别	测试集	最优F_1性能
2017	300	症状和体征、检查和检验、疾病和诊断、治疗、身体部位	100	91.08%
2018	600	解剖部位、症状描述、独立症状、药物、手术	400	89.26%
2019	1000	影像检查、实验室检验、疾病和诊断、解剖部位、药物、手术	379	85.62%
2020	1500	疾病和诊断、检查、检验、手术、药物、解剖部位	1000	91.56%

中文电子病历命名实体识别流程可以归纳如下。

（1）收集可获取的中文电子病历文本数据，明确期望识别的实体类型、精度等目标。

（2）将数据集划分为训练集和测试集，分别对电子病历文本进行预处理，如句子边界识别、分词、词性标注、词法/句法解析等。

（3）对文本特征进行选择，如字特征、词特征、上下文特征、词性特征等。

（4）根据语料标注质量和规模，选择无监督或有监督的学习算法。

（5）基于训练集进行模型训练，识别文本中代表实体的词或词组，即判定文本中被分割出的字符串是否为命名实体，并确定其所属类别，标识实体在文本中出现的位置。

（6）基于测试集数据，利用训练好的 CNER 模型识别测试文本中所包含的临床实体。

（7）基于测试集的 ground truth 对 CNER 模型的预测结果进行评估，评价指标包括精确率（precision）、召回率（recall）及 F1 值等。

第四节　研究案例

本小节将利用 R 语言实现一个中文电子病历实体识别的研究案例。为便于展示不同方法之间的差异，本案例分别实现了基于词典匹配的 CNER 方法，以及基于条件随机场（conditional random field，CRF）的 CNER 方法。

一、研究数据集

本研究中的所有数据来自 CCKS 2019 中文电子病历数据集，该数据集包含 1379 份经过人工标注的中文电子病历文本数据，并经过去隐私化处理，支持面向研究性目标的开放获取。

数据集的文件格式为 JSON（JavaScript object notation），它是一种轻量级的数据交换格式，便于阅读和编写，同时也便于机器解析和生成。JSON 通常建构于两种结构：一种是"名称/值"对的集合（可以理解为对象、字典、记录、哈希表或关联数组等），另一种是值的有序列表（也可以理解为数组）。下面以图 7-2 为例，说明本案例实验数据集中 JSON 文件的数据形式。

JSON 对象是一个无序的"名称/值"对的集合，对象的格式是以左括号"{"开始，右括号"}"结束，每个"名称"后面跟一个冒号，冒号之后为对应的"值""名称/值"对之间使用逗号分隔。图 7-2 展示了一个电子病历样本，每个样本为一个 JSON 对象，其中，该样本对象的"名称"包括"originalText"（原始病历文本）和"entities"（对应的实体标注）；名称"originalText"对应的"值"是以双引号括起的病历文本字符串，而名称"entities"对应的"值"是以中括号括起的实体数组，数组中每个元素代表一个实体，包含该实体类别（label_type）、实体是否重叠（overlap），以及实体在原文中出现的起始位置（start_pos）和结束位置（end_pos）。图 7-3 可视化展示了临床电子病历实体识别任务的人工标注结果，通过不同颜色高亮显示了影像检查、实验室检验、疾病和诊断、解剖部位、药物、手术 6 类实体。

{"originalText": "，缘于入院前20个月因“中下腹闷痛”就诊于我院，查胃镜提示胃窦溃疡，恶性待排，住胸外科于2012.05.21在全麻上行根治性远端胃大部切除＋毕Ⅰ式吻合术，术中探查未见腹水，盆底、肝脏表面无转移性结节，肿瘤位于胃窦小弯侧，呈溃疡型，范围约4CMX3CM，侵及浆膜，另见小弯侧胃壁3枚米粒大小结节，，切除结节送术中冰冻示：平滑肌和小淋巴结2个，送检淋巴结呈反应性增生。手术顺利，术后病理（201214740），：(胃)，：胃窦小弯侧溃疡型管状腺癌II级，侵及浆膜层，侵犯神经组织，脉管内见癌栓。手术标本下、上切端及另送（下切端）均未见癌浸润。找到小弯淋巴结1/14个、大弯淋巴结1/18个、幽门下淋巴结1/2个、幽门上淋巴结1/9个及另送(贲门右)淋巴结0/3个、(胃右动脉旁)淋巴结0/7个、(脾动脉旁)淋巴结0/2个、(肝总动脉旁)淋巴结0/4个见癌转移，（201214606），：(胃壁结节)送检少量平滑肌组织及淋巴结二个，淋巴结反应性增生。术后予“5-FU7500MG泵入+CF300MG静滴D1-5+顺铂30MG静滴D1-5Q3W”化疗3周期及口服希罗达化疗2周期（具体不详），末次化疗时间2012.10。术后定期复查未见肿瘤复发转移。12，周前复查腹部B超：肝左叶实质性占位性病变，大小约27MM×26MM，，下消化道钡餐：吻合口区钡剂通过顺畅，两肺纹理增多增粗。遂就诊我科，查下腹部，CT：1、肝右内叶占位性病变，与2012-05-15旧片对比为新增病灶，考虑肝转移瘤，另肝内数个小囊肿，2、两肾多发囊肿，两肾小结石或钙化；CEA24.8NG/ML；CA199149.1U/ML。于2013.11.2、2013.11.16、2013.11.30予FOLFOX两周方案“奥沙利铂(艾恒)120MG静滴D1+亚叶酸钙300MG静滴D1、2+替加氟3G持续泵入44HD1Q2W”姑息性化疗3周期，过程顺利。后复查腹部CT平扫+，增强：1、胃大部切除术后，残胃充盈欠佳，吻合口区未见明显占位性病变。2、肝右内叶占位性病变，考虑肝转移瘤，与2013-10-31旧片对比较前明显减小，另肝内数个小囊肿。3、所摄入右侧肾下腺内侧肢增粗，部分略呈结节状，转移不能排除。4、两肾多发囊肿；两肾小结石或钙化。CER13.97NG/ML，CA12510.95U/ML。疗效评价为PR。于2013.12.16在基础麻醉上行超声引导上右肝肿块射频消融术，术顺，术后无腹痛、恶心、呕吐等不适。于2013.12.21、2013.01.04予原方案（FOLFOX两周方案）化疗第4、第5周期。目前患者无腹痛、恶心、呕吐，无纳差、乏力，无眼黄、尿黄、皮肤黄，今为进一步诊治，门诊拟“胃癌术后肝转移”收入我科。术后精神、睡眠、食欲尚可，大小便正常，体重无明显变化。", "entities": [{"end_pos": 15, "label_type": "解剖部位", "overlap": 0, "start_pos": 12}, {"label_type": "疾病和诊断", "overlap": 0, "start_pos": 29, "end_pos": 33}, {"end_pos": 41, "label_type": "解剖部位", "overlap": 0, "start_pos": 40}, {"label_type": "手术", "overlap": 0, "start_pos": 59, "end_pos": 76}, {"end_pos": 84, "label_type": "解剖部位", "overlap": 0, "start_pos": 83}, {"end_pos": 88, "label_type": "解剖部位", "overlap": 0, "start_pos": 86}, {"end_pos": 91, "label_type": "解剖部位", "overlap": 0, "start_pos": 89}, {"end_pos": 109, "label_type": "解剖部位", "overlap": 0, "start_pos": 104}, {"label_type": "解剖部位", "overlap": 0, "start_pos": 133, "end_pos": 137}, {"label_type": "解剖部位", "overlap": 0, "start_pos": 205, "end_pos": 206}, {"label_type": "疾病和诊断", "overlap": 0, "start_pos": 209, "end_pos": 224}, {"end_pos": 276, "label_type": "解剖部位", "overlap": 0, "start_pos": 271}, {"end_pos": 287, "label_type": "解剖部位", "overlap": 0, "start_pos": 282}, {"end_pos": 299, "label_type": "解剖部位", "overlap": 0, "start_pos": 293}, {"end_pos": 310, "label_type": "解剖部位", "overlap": 0, "start_pos": 304}, {"end_pos": 325, "label_type": "解剖部位", "overlap": 0, "start_pos": 317}, {"end_pos": 340, "label_type": "解剖部位", "overlap": 0, "start_pos": 330}, {"end_pos": 354, "label_type": "解剖部位", "overlap": 0, "start_pos": 345}, {"end_pos": 369, "label_type": "解剖部位", "overlap": 0, "start_pos": 359}, {"label_type": "解剖部位", "overlap": 0, "start_pos": 392, "end_pos": 393}, {"end_pos": 430, "label_type": "药物", "overlap": 0, "start_pos": 426}, {"end_pos": 441, "label_type": "药物", "overlap": 0, "start_pos": 439}, {"end_pos": 455, "label_type": "药物", "overlap": 0, "start_pos": 453}, {"end_pos": 480, "label_type": "药物", "overlap": 0, "start_pos": 477}, {"label_type": "影像检查", "overlap": 0, "start_pos": 528, "end_pos": 532}, {"end_pos": 536, "label_type": "解剖部位", "overlap": 0, "start_pos": 533}, {"label_type": "影像检查", "overlap": 0, "start_pos": 559, "end_pos": 565}, {"end_pos": 579, "label_type": "解剖部位", "overlap": 0, "start_pos": 577}, {"label_type": "影像检查", "overlap": 0, "start_pos": 593, "end_pos": 599}, {"end_pos": 606, "label_type": "解剖部位", "overlap": 0, "start_pos": 602}, {"label_type": "疾病和诊断", "overlap": 0, "start_pos": 635, "end_pos": 639}, {"label_type": "疾病和诊断", "overlap": 0, "start_pos": 651, "end_pos": 657}, {"label_type": "实验室检验", "overlap": 0, "start_pos": 667, "end_pos": 670}, {"label_type": "实验室检验", "overlap": 0, "start_pos": 680, "end_pos": 685}, {"end_pos": 743, "label_type": "药物", "overlap": 0, "start_pos": 739}, {"end_pos": 746, "label_type": "药物", "overlap": 0, "start_pos": 744}, {"end_pos": 761, "label_type": "药物", "overlap": 0, "start_pos": 757}, {"end_pos": 776, "label_type": "药物", "overlap": 0, "start_pos": 773}, {"label_type": "影像检查", "overlap": 0, "start_pos": 808, "end_pos": 818}, {"label_type": "疾病和诊断", "overlap": 0, "start_pos": 821, "end_pos": 828}, {"end_pos": 831, "label_type": "解剖部位", "overlap": 0, "start_pos": 830}, {"end_pos": 856, "label_type": "解剖部位", "overlap": 0, "start_pos": 852}, {"label_type": "疾病和诊断", "overlap": 0, "start_pos": 864, "end_pos": 868}, {"end_pos": 893, "label_type": "解剖部位", "overlap": 0, "start_pos": 892}, {"end_pos": 913, "label_type": "解剖部位", "overlap": 0, "start_pos": 905}, {"label_type": "疾病和诊断", "overlap": 0, "start_pos": 933, "end_pos": 939}, {"label_type": "疾病和诊断", "overlap": 0, "start_pos": 940, "end_pos": 948}, {"label_type": "实验室检验", "overlap": 0, "start_pos": 949, "end_pos": 952}, {"label_type": "实验室检验", "overlap": 0, "start_pos": 963, "end_pos": 968}, {"label_type": "手术", "overlap": 0, "start_pos": 1004, "end_pos": 1018}, {"end_pos": 1026, "label_type": "解剖部位", "overlap": 0, "start_pos": 1025}, {"end_pos": 1091, "label_type": "解剖部位", "overlap": 0, "start_pos": 1090}, {"end_pos": 1108, "label_type": "解剖部位", "overlap": 0, "start_pos": 1107}, {"label_type": "疾病和诊断", "overlap": 0, "start_pos": 1129, "end_pos": 1136}]}

图7-2　电子病历文本及实体标注数据样例

将CCKS 2019数据集划分为两部分，其中1000例病历样本作为训练集，379例样本作为测试集。我们编写了一个R语言脚本，以自动解析提取电子病历文本及其关联的实体标注。

本案例实验环境设置：R语言版本R-4.0.3-win，Rstudio-1.4.1106。需要安装的工具包：jsonlite、jiebaR、jiebaRD、crfsuite、ggplot2等。各工具包的主要功能见表7-3。

，缘于入院前20个月因“中下腹闷痛”就诊于我院，查胃镜提示胃窦溃疡，恶性待排，住胸外科于2012.05.21在全麻上行根治性远端胃大部切除＋毕Ⅰ式吻合术，术中探查未见腹水，盆底、肝脏表面无转移性结节，肿瘤位于胃窦小弯侧，呈溃疡型，范围约4CMX3CM，侵及浆膜，另见小弯侧胃壁3枚米粒大小结节，，切除结节送术中冰冻示：平滑肌和小淋巴结2个，送检淋巴结呈反应性增生。手术顺利，术后病理（201214740），：(胃)，：胃窦小弯侧溃疡型管状腺癌II级，侵及浆膜层，侵犯神经组织，脉管内见癌栓。手术标本下、上切端及另送（下切端）均未见癌浸润。找到小弯淋巴结1/14个、大弯淋巴结1/18个、幽门下淋巴结1/2个、幽门上淋巴结1/9个及另送(贲门右)淋巴结0/3个、(胃右动脉旁)淋巴结0/7个、(脾动脉旁)淋巴结0/2个、(肝总动脉旁)淋巴结0/4个见癌转移，（201214606），：(胃壁结节)送检少量平滑肌组织及淋巴结二个，淋巴结反应性增生。术后予“5-FU7500MG泵入+CF300MG静滴D1-5+顺铂30MG静滴D1-5Q3W”化疗3周期及口服希罗达化疗2周期（具体不详），末次化疗时间2012.10。术后定期复查未见肿瘤复发转移。12，周前复查腹部B超：肝左叶实质性占位性病变，大小约27MM×26MM，，下消化道钡餐：吻合口区钡剂通过顺畅，两肺纹理增多增粗。遂就诊我科，查下腹部，CT：1、肝右内叶占位性病变，与2012-05-15旧片对比为新增病灶，考虑肝转移瘤，另肝内数个小囊肿，2、两肾多发囊肿，两肾小结石或钙化；CEA24.8NG/ML；CA199149.1U/ML。于2013.11.2、2013.11.16、2013.11.30予FOLFOX两周方案“奥沙利铂(艾恒)120MG静滴D1+亚叶酸钙300MG静滴D1、2+替加氟3G持续泵入44HD1Q2W”姑息性化疗3周期，过程顺利。后复查腹部CT平扫+，增强：1、胃大部切除术后，残胃充盈欠佳，吻合口区未见明显占位性病变。2、肝右内叶占位性病变，考虑肝转移瘤，与2013-10-31旧片对比较前明显减小，另肝内数个小囊肿。3、所摄入右侧肾下腺内侧肢增粗，部分略呈结节状，转移不能排除。4、两肾多发囊肿；两肾小结石或钙化。CER13.97NG/ML，CA12510.95U/ML。疗效评价为PR。于2013.12.16在基础麻醉上行超声引导上右肝肿块射频消融术，术顺，术后无腹痛、恶心、呕吐等不适。于2013.12.21、2013.01.04予原方案（FOLFOX两周方案）化疗第4、第5周期。目前患者无腹痛、恶心、呕吐，无纳差、乏力，无眼黄、尿黄、皮肤黄，今为进一步诊治，门诊拟“胃癌术后肝转移”收入我科。术后精神、睡眠、食欲尚可，大小便正常，体重无明显变化。

实体类型：■影像检查 ■实验室检验 ■疾病和诊断 解剖部位 ■药物 ■手术

图7-3　电子病历实体识别人工标注结果的可视化展示

表7-3 CNER研究案例所使用的主要工具包

工具包	功能
jsonlite	转换、读取和保存json文件的R语言包。提供json和R中常用数据类型的双向转换功能
jiebaR	结巴分词，是一款高效的开源R语言中文分词包。jieba是一个C++库，jiebaR将其用R封装，可通过Rcpp进行调用
dplyr	数据处理包，用于数据清洗和整理。例如，行选择、列选择、统计汇总、窗口函数、数据框交集等
crfsuite	构建和应用条件随机场模型的R语言包。可应用于命名实体识别、组块分析、词性标注等任务
ggplot2	数据可视化包，利用ggplot（）函数绘制图表

二、基于词典法的 CNER

基于词典法的CNER是通过字符串匹配的方式识别电子病历文本中的医学实体，可以使用公开的医学实体词典，也可以根据有标注语料学习得到实体词典。本研究案例在不使用外部词典的条件下，根据训练集中的1000例病历样本的标注结果，自动提取医学实体词典。基于词典法的CNER算法流程可以归纳如下。

（1）读取原始病历文本。

（2）词典的构建或读取。

（3）针对词典中的每一个词在原始病历文本中进行查找匹配。

（4）将匹配到的词进行汇总，并补全其位置信息和所属类别。

（5）对结果进行排序和输出。

首先，根据训练集构建医学实体词典。通过读入训练集中的1000个病历样本，可以提取每个原始病历文本及其对应的人工标注医学实体，根据每个样本中实体的起始位置和结束位置，从对应的原始文本中抽取实体名称，对所有训练样本进行遍历抽取，合并去重后即可获得医学实体词典。由于当前语料规模有限，仅基于训练集构建的词典规模也非常有限，也可以根据任务需要，利用从测试集中抽取的实体对词典进行扩展，或者引入外部的公开词典资源。构建医学实体词典的算法代码实现如下：

```
# 导入所需工具包
library(jsonlite)
library(ggplot2)
# 读取训练集数据
train_sample <-stream_in(file("D:/CNER_2021/CCKS2019_NER dataset/subtask1_training.
txt"))
# 医学实体词典的构建和读取
final = data.frame()
```

```
indexCount = 0
for(i in 1:1000){
        result_dataframe1 <-data.frame(train_sample$entities[i])
        if(nrow(result_dataframe1)!=0){
            result_dataframe1$index <-i
            result_dataframe1$indexCount <-indexCount
            indexCount <-indexCount + nchar(train_sample$originalText[i])
            final = rbind(final,result_dataframe1)
        }
}
final$raw <-result[final$index,1]
final$raw <-train_sample[final$index,1]
# 用 substr 通过给定的起始值和结束值对应到原文本中提取出对应的实体
final$entity=mapply(substr,final$raw,final$start_pos+1,final$end_pos)
# 选取实体名称和实体类型，保存为实体词典，并去重
sup_dict    <-final[,-c(2:7)]
sup_dict <-unique(sup_dict)
# 保存词典文件
write.csv(sup_dict,'D:/CNER_2021/work/dict2019.csv',row.names=FALSE)
```

　　构建好的医学实体词典部分内容见图7-4。第一列为实体类型，第二列为实体名称，均为字符串格式。

label_type	entity
\<chr>	\<chr>
疾病和诊断	直肠癌
手术	直肠癌根治术（DIXON术）
疾病和诊断	直肠腺癌（中低度分化），浸润溃疡型
解剖部位	肠壁一站（10个）、中间组（8个）淋巴结
药物	奥沙利铂
药物	亚叶酸钙

图7-4　基于训练集构建的医学实体词典

　　接下来，读取测试集中待预测的原始病历文本，并基于实体词典中的每一个实体名称，在电子病历文本中进行查找和匹配，汇总并补全其位置信息和所属类别。首先定义一个标注函数 DICT，对于词典中的第 i 个实体，如果在当前文本 EMR_text 中存在匹配字符，则记录该实体的起始位置、结束位置和实体类型，循环遍历词典，合并所有匹配上的实体；如果标注结果不为空，则按照标注文本开始位置进行排序。算法实现代码如下：

```
# 自定义基于词典的标注函数以便重复使用
DICT <-function(EMR_text){
result <-data.frame()
current_result <-data.frame()
dic_entity <-sup_dict$entity
dic_entity_type <-sup_dict$label_type
for(i in 1:length(dic_entity)){
if(grepl(dic_entity[i],EMR_text,fixed=T)){
    index <-gregexpr(dic_entity[i],EMR_text,fixed=T)
# 找出词在文本中的位置 , 返回值为起始字的下标
    index <-unlist(index)
    rows <-length(index)
    current_result <-data.frame()
    current_result[1:rows,1] <-dic_entity[i]
    current_result[1:rows,2] <-index-1
    current_result[1:rows,3] <-index-1+nchar(dic_entity[i])
    current_result[1:rows,4] <-dic_entity_type[i]
    result <-rbind(result,current_result)
  }
}
if(nrow(result)!=0){   # 如果文件不为空 , 整理格式
    names(result)<-c("entity","start","end","entity_type")
    result <-result[order(result$start),] # 按照标注文本开始位置进行排序
    }
```

```
return(result)
}
# 读取测试集文本
test_sample <-stream_in(file("D:/CNER_2021/CCKS2019_NER dataset/subtask1_test_set_
with_answer.json"))
# 利用 DICT 函数对全部测试样本进行标注
EMR_text = test_sample$originalText
DICT_pred_all = data.frame()
for(j in 1:length(EMR_text)){
    DICT_pred = DICT(EMR_text[j])
    DICT_pred$EMR_index <-j
    DICT_pred_all = rbind(DICT_pred_all,DICT_pred)
}
```

图7-5展示了基于实体词典对测试集中的电子病历样本进行实体识别的部分结果，包括实体名称、实体起始位置、结束位置、实体类型，以及所在的样本序号。

	entity	start	end	entity_type	EMR_index
	\<chr>	\<dbl>	\<dbl>	\<chr>	\<int>
1	腹	14	15	解剖部位	1
23	腹	14	15	实验室检验	1
2	腹	19	20	解剖部位	1
24	腹	19	20	实验室检验	1
31	腹部	19	21	解剖部位	1
3	腹	27	28	解剖部位	1

图7-5　基于词典法对测试集样本进行实体识别的部分结果

为便于评价临床实体的识别效果，需要从测试集中提取人工标注结果作为Ground Truth（GT），即评价基准，再利用精确率（P）、召回率（R）及$F1$值等指标进行评价。这里GT的提取代码实现与实体词典的提取类似，区别在于除了实体名称和实体类型以外，还需要保留实体的起始位置、结束位置和样本序号。

```
# 提取测试集的实体标注 Ground Truth
test_final = data.frame()
result_dataframe = c()
indexCount = 0
for(i in 1:nrow(test_sample)){
    result_dataframe <-data.frame(test_sample$entities[i])
    if(nrow(result_dataframe)!=0){
        result_dataframe$index <-i
        result_dataframe$indexCount <-indexCount
        indexCount <-indexCount + nchar(test_sample$originalText[i])
        test_final = rbind(test_final,result_dataframe)
    }
}
test_final$raw <-test_sample[test_final$index,1]
test_final$entity=mapply(substr,test_final$raw,test_final$start_pos+1,test_final$end_pos)
GT = test_final[,c(7,3,1,2,4)]
names(GT)<-c("entity","start","end","entity_type","EMR_index")
```

　　有了评价基准作为参考，可以定义一个模型评价函数，对基于词典法的 CNER 模型进行评估，通过对比预测结果 DICT_pred_all 和 Ground Truth 中完全一致的实体，计算相应的评价指标。算法代码实现如下：

```
# 基于词典匹配方法的 CNER 模型评价
# 定义模型评价函数
ModelEval <-function(pred_result,GT){
    TP <-0
    TPFP <-0
    TPFN <-0
    TP_Entity <-merge(pred_result,GT)    # 用 merge 算出两个 df 中的相同行
    TP <-TP+nrow(TP_Entity)
    TPFP <-TPFP+nrow(pred_result)
    TPFN <-TPFN+nrow(GT)
    P <-TP/TPFP
    R <-TP/TPFN
```

```
    F1 <-2*P*R/(P+R)
    Train_per <-round(data.frame("Precision"=P,"Recall"=R,"F1"=F1),4)
    return(Train_per)
}
DICT_per <-ModelEval(DICT_pred_all,GT)
DICT_per
```

三、基于 CRF 的 CNER

CRF是在给定一组输入随机变量条件下，另一组输出随机变量的条件概率分布模型。作为经典的概率无向图模型，CRF的特点是假设输出随机变量构成马尔可夫随机场，易于进行因子分解。对于序列标注问题，最常用的是线性链条件随机场。

CRF模型的参数化形式如公式（7-1）所示。在条件概率模型$P(y|x)$中，x是输入变量，表示需要标注的观测序列，对应CNER任务中原始的病历文本序列，如图7-6中的输入为"提示胃窦溃疡"；y是输出变量，表示标记序列（状态序列），在当前任务中就是文本对应的实体标签序列，例如，实体名称"胃窦溃疡"所对应的标签序列应为"B-dis I-dis I-dis I-dis（疾病_起始 疾病 疾病 疾病）"。

在学习阶段，利用训练集通过极大似然估计或者正则化的极大似然估计得到条件概率模型$P(y|x)$；在预测阶段，对于给定的输入序列x，可以求出条件概率$P(y|x)$最大的输出序列y。

$$P(y|x) = \frac{1}{Z(x)} \exp\left(\sum_{i,k} \lambda_k t_k(y_{i-1}, y_i, x, i) + \sum_{i,l} \mu_l s_l(y_i, x, i)\right) \quad (7\text{-}1)$$

其中，$Z(x) = \sum_y \exp\left(\sum_{i,k} \lambda_k t_k(y_{i-1}, y_i, x, i) + \sum_{i,l} \mu_l s_l(y_i, x, i)\right)$

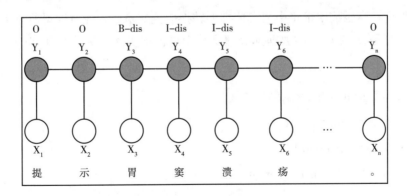

图7-6 线性链条件随机场

（注：X代表原始病例文本序列，Y代表对应的标签序列）

为了便于构建特征，对实体类型标签进行了调整，改为 CRF 模型常用的 BIO 标签体系。其中，标签 B（begin）代表实体的起始位置，标签 I（inside）代表实体的中间位置，标签 O（outside）代表非实体。本研究案例数据集共包含 6 类实体，结合 BIO 体系形成了 13 个标签类。首先利用训练集中的 1000 个病历样本对基于 CRF 的 CNER 模型进行训练，再基于测试集中的 379 个病历样本预测每个字/词对应的实体标签。算法流程归纳如下。

（1）读取训练集中的原始电子病历文本及标注结果，并进行预处理。

（2）读取测试集中的原始电子病历文本及标注结果，并进行预处理。

（3）训练集/测试集特征选择和提取。

（4）基于训练集特征对 CRF-based CNER 模型进行训练。

（5）利用训练好的模型对测试集中的病历样本进行预测。

（6）将 CRF-based CNER 模型的预测标签转换成标注结果的形式。

（7）预测结果输出。

首先，需要对实验数据进行预处理。先定义 3 个函数，即人工标注获取函数、实体类型转换函数，以及数据预处理函数，算法代码实现如下：

```
#获取人工标注
GroundTruth <-function(parsed_data){
    mannual <-parsed_data[,c("entity","start_pos","end_pos","label_type","indexCount")]
    names(mannual)<-c("entity","start","end","entity_type","indexCount")
    mannual$start <-mannual$start + mannual$indexCount
    mannual$end <-mannual$end + mannual$indexCount
    mannual$indexCount <-NULL
    return(mannual)
}
```

实体类型转换函数用于将中文实体类型转换成英文格式，注意这里所有英文实体类型的首字符都是 I，在后续的数据预处理函数中再根据实体名称的实际起始位置修改为首字符 B。

```
#将中文实体类型 (entity type) 转换成英文
ETypeTrans <-function(parsed_data){
    if(nrow(parsed_data)>0){
        entity_type <-parsed_data$label_type
        entity_type[entity_type==" 手术 "] <-"I-surg"
        entity_type[entity_type==" 解剖部位 "] <-"I-anat"
        entity_type[entity_type==" 药物 "] <-"I-med"
```

```
        entity_type[entity_type==" 疾病和诊断 "] <-"I-dis"

        entity_type[entity_type==" 影像检查 "] <-"I-image"

        entity_type[entity_type==" 实验室检验 "] <-"I-test"

        parsed_data$entity_type <-entity_type

    }

    annotation_data <-parsed_data[,c("entity","start_pos","end_pos","entity_
type","indexCount")]

    return(annotation_data)

}
```

我们定义了一个数据预处理函数，可以实现标签格式转换和词性标注功能，因此需要调用jiebaR包进行分词和词性标注。jiebaR包是一款高效的免费R语言中文分词包，发布于CRAN的标准库，可以通过install.packages命令直接安装。导入jiebaR包之后，可以通过worker（ ）函数来初始化分词引擎，该工具包提供了7种分词引擎，包括混合模型（MixSegment）、最大概率模型（MPSegment）、隐式马尔可夫模型（HMMSegment）、索引模型（QuerySegment）、词性标注模型（tag）、Simhash模型及关键词模型（keywods）等。进一步可通过segment（ ）函数、［ ］符号语法、或者 <= 符号语法3种分词语句进行分词。

```
# 数据预处理
Preprocess <-function(parsed_data,number=nrow(parsed_data)){

    original_text_list = c()

    prepro_data = data.frame()

    # 利用 jiebaR 包中的 worker() 函数提取分词词性特征

    tag <-worker("tag",symbol=TRUE)

    for(i in 1:number){

        blist <-parsed_data[parsed_data$index == i,]

        if(nrow(blist)!=0){

            EMR_text = blist$raw[1]

            # POS

            POS_tag = tag <= EMR_text    # 为每个分词标注词性

            POS_name = names(POS_tag)
```

```
            POS = c()    # 将分词拆分为单个字

            for(j in 1:length(POS_tag)){

                POS=c(POS,rep(POS_name[j],nchar(POS_tag[j])))

            }

            original_text_list = unlist(strsplit(EMR_text,split = ""))

            # 将病历字符串转化为向量 ,split 函数实现字符串分割

            label <-rep("O",length(original_text_list))

            EMRindex <-rep(i,length(original_text_list))

            prepro_temp <-data.frame(text=original_text_list,

                            labels=label,

                            POS = POS,

                            index = EMRindex,

                            stringsAsFactors = F)

            prepro_data <-rbind(prepro_data,prepro_temp)

        }

    }

    annotation_data <-ETypeTrans(parsed_data)    # 将中文 entity_type 转换成英文

    for(k in 1:nrow(annotation_data)){

     start_pos <-as.integer(annotation_data[k,2])+1+annotation_data[k,5]

     end_pos <-as.integer(annotation_data[k,3])+annotation_data[k,5]

     prepro_data[start_pos:end_pos,2] <-annotation_data[k,4]

     prepro_data[start_pos,2] <-sub("I-","B-",annotation_data[k,4])

    }

    return(prepro_data)

}
```

　　利用上述预处理函数对训练集中的1000个病历样本进行处理之后，可以将原始病历样本处理成便于提取特征的向量形式（图7-7）。

　　接下来，需要构建特征模板，并在其基础上训练基于CRF的CNER模型。这里用到了构建CRF模型的R语言包crfsuite，它也是发布于CRAN的标准库，常用于命名实体识别、组块分析、词性标注等任务。首先从经过预处理的训练集数据中批量提取特

原始文本

> ，患者3月前因"直肠癌"于在我院于全麻上行直肠癌根治术（DIXON术），手术过程顺利，术后给予抗感染及营养支持治疗，患者恢复好，切口愈合良好。

人工标注

> "entities";[{ "label_type"："疾病和诊断"，"overlap"：0, "start_pos"：8, "end_pos" :11}, { "label_type"："手术"，"overlap"：0, "start_pos"：21, "end_pos"：35}, …

预处理标注

Text	Labels	POS	index
，	O	x	1
患	O	n	1
者	O	n	1
3	O	x	1
月	O	m	1
前	O	n	1
因	O	n	1
"	O	x	1
直	B-dis	n	1
肠	I-dis	n	1
癌	I-dis	n	1
"	O	x	1
于	O	p	1
在	O	p	1
我	O	n	1
院	O	n	1
于	O	p	1
全	O	n	1
麻	O	n	1
上	O	v	1
行	O	v	1
直	B-surg	n	1
肠	I-surg	n	1
癌	I-surg	n	1
根	I-surg	n	1
治	I-surg	n	1
术	I-surg	n	1

图7-7　针对训练集的人工标注提取和预处理结果

征，以单个字符、词性为特征，利用crf_cbind_attributes（）函数构建近邻属性模板，模板的默认窗口为5，每个特征元素（字符/词性）最多提取三元组。接下来，调用crf（）函数进行模型训练，按样本序号分组，将提取的字特征、词性特征及其近邻属性作为参数x（观测数据）的特征，将类别标签作为输出y。算法实现步骤如下：

```
# 训练集特征提取
train = crf_cbind_attributes(prepro_data,
                    terms = c("text","POS"),# 单字特征和词性特征
                    by = c("index"),
                    from =-2,to = 2,ngram_max = 3,sep = "-")
#CRF 模型训练
attributes <-grep("text|POS",colnames(train),value=TRUE)
model <-crf(y = train$label,
            x = train[,attributes],
            group = train$index,
            method = "lbfgs")
model
save(model,train,file='D:/CNER_2021/work/model.RData')
```

基于CRF的CNER模型训练完成以后，利用该模型对经过预处理的测试集样本数据进行预测，并输出实体识别结果。算法实现步骤如下：

```
# 使用训练好的 CRF 模型对经过预处理的测试集 EMR 文本进行标注
test = crf_cbind_attributes(t_prepro_data,

                            terms = c("text","POS"),# 单字特征和词性特征

                            by = c("index"),

                            from =-2,to = 2,ngram_max = 3,sep = "-")
attributes <-grep("text|POS",colnames(test),value=TRUE)
predict_test <-predict(model,newdata = test[,attributes],group = test$index)
predict_test<-cbind(test$text,predict_test$label)
```

由于CRF模型的预测结果是英文BIO标签形式，为便于结果评价及人工解读，定义一个结果转换输出函数CRF_result_transform（），将预测结果转化为与人工标注结果一致的格式（图7-8）。算法代码实现如下：

```
# 转换输出结果的格式
CRF_result_transform <-function(predict_data){
    result <-data.frame()
    j <-0
    label_BIO <-c("start")
    label_type <-c("start")
    for(i in 1:nrow(predict_data)){
        temp_label <-as.character(predict_data[i,2])
        temp <-unlist(strsplit(temp_label,"-"))# 将标签拆分 , 例如 :B-dis 拆分成 B 和 dis
        if(temp[1]=="O"){
            temp[1] <-"O"
            temp[2] <-"O"
        }
        if(label_BIO[i]=="O" & temp[1]!="B"){
            temp[1] <-"O"
            temp[2] <-"O"
```

```
        }
        label_BIO <-c(label_BIO,temp[1])
        label_type <-c(label_type,temp[2])
        if(temp[1]=="B"){
            j <-j+1
            result[j,1] <-predict_data[i,1]
            result[j,2] <-i-1
            result[j,3] <-i
            result[j,4] <-temp[2]
        }
        if(temp[1]=="I" & temp[2]==label_type[i] & j!=0){
            result[j,1] <-paste(result[j,1],predict_data[i,1],sep = "")
            result[j,3] <-i
        }
    }
    if(nrow(result)!=0){
    names(result)<-c("entity","start","end","entity_type")
    result[result$entity_type=="surg",4] <-" 手术 "
    result[result$entity_type=="anat",4] <-" 解剖部位 "
    result[result$entity_type=="med",4] <-" 药物 "
    result[result$entity_type=="dis",4] <-" 疾病和诊断 "
    result[result$entity_type=="image",4] <-" 影像检查 "
    result[result$entity_type=="test",4] <-" 实验室检验 "
    }
    return(result)
}
test_crf <-CRF_result_transform(predict_test)
```

CRF预测结果

9	O
月	O
3	O
日	O
因	O
"	O
腹	B–anat
胀	O
"	O
发	O
现	O
腹	B–anat
部	I–anat
包	O
块	O

展示结果

entity	start	end	entity_type
腹	14	15	解剖部位
腹部	19	21	解剖部位
盆腹腔	38	41	解剖部位
肠管	45	47	解剖部位
子宫	48	50	解剖部位
全子宫左附件切除+盆腔肿物切除+DIXON术	58	87	手术
颗粒细胞瘤ⅢC期	103	113	疾病和诊断
CT	176	178	影像检查
髂崎水平上腹部L$_3$腰椎	180	191	疾病和诊断
剖腹探查+膀胱旁肿物切除+骶前肿物切除+肠表面肿物切除术	249	277	手术

图7-8　针对预测结果的格式转换

四、结果评估

利用命名实体识别领域常用的系统测评指标对上述两种CNER方法的实验结果进行评估，包括精确率，P、召回率，R 和 $F1$ 值，计算方法与第五章第三节类似。其中，精确率是衡量正确的医学实体占所有识别出的实体的比例，召回率是衡量正确的医学实体占评测语料中所标注的所有命名实体的比例，而综合评估指标$F1$ 值是兼顾了精确率和召回率的调和平均数，如公式（7-2）所示：

$$F1 = \frac{2 \times P \times R}{P+R} \qquad (7\text{-}2)$$

在本章第四节定义了一个模型评价函数，用于对基于词典法的CNER模型进行评价，该函数同样适用于评价CRF模型的预测结果。进一步可以针对不同实验方法的预测结果进行对比，代码如下所示：

```
# 基于 CRF 方法的 CNER 模型评价
CRF_per <-ModelEval(test_crf,GT_crf)
CRF_per
# 对比两种实验结果
compare <-rbind(DICT_per,CRF_per)
rownames(compare)<-c("Dictionary","CRF")
compare
```

　　两种模型的合并统计结果见表7-4。也可以利用ggplot2工具包绘制可视化的结果对比图，直观展示不同方法在不同评价指标下的表现（图7-9），代码如下所示：

```
#结果可视化
viz1 <-cbind(t(DICT_per),"Score_Type" = colnames(compare),"Method" = "Dictionary")
viz2 <-cbind(t(CRF_per),"Score_Type" = colnames(compare),"Method" = "CRF")
viz <-rbind(viz1,viz2)
rownames(viz)<-c()
colnames(viz)[1] <-"Score"
viz <-data.frame(viz)
ggplot(data = viz)+
    aes(x=Score_Type,y=Score,fill=Method)+
    geom_bar(stat ="identity",width = 0.6,position = "dodge")+
    labs(y = "Score",title = "Performance")
```

表7-4　基于词典法和CRF的 CNER 实验结果对比

方法	P	R	F1
词典法	0.3079	0.7872	0.4426
CRF	0.8184	0.7441	0.7795

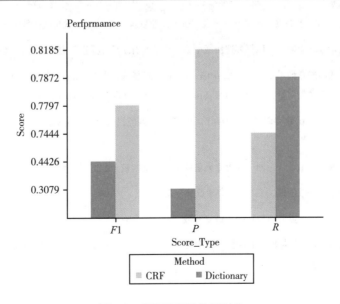

图7-9　CNER实验结果对比

实验结果表明，与基于词典法的 CNER 模型相比，CRF 模型识别实体的精确率更高，召回率略有下降，但总体 $F1$ 值优于前者。通过对测试集预测结果的回顾分析，发现 CRF 方法识别出的医学实体数量少于词典法，但精确率很高，说明该模型有效学习到了训练数据的语言特征。词典法虽然匹配到了更多的实体，提高了召回率，但预测结果中有很多重叠的部分匹配结果，噪声词较多，导致精确率下降。以手术实体为例，词典法自动标注该类实体 179 个，其中正确识别实体名称、类型和起始位置的只有 52 个，一个明显的错误是我们所提取的训练集实体词典将"宫颈"（解剖部位）误标为手术类型，该类识别错误在词典法自动标注结果中约占 19.6%。

本 | 章 | 小 | 结

临床实体识别是中文电子病历文本挖掘中的一项重要基础研究。在本章中，主要介绍了基于 R 语言的临床实体识别方法，包括基于词典匹配的 CNER，以及基于条件随机场 CRF 的 CNER 模型，并基于 CCKS 2019 中文电子病历数据集对这两种方法进行了验证。实验结果表明，与传统的词典匹配法相比，以 CRF 为代表的机器学习方法能够更加有效地识别出电子病历文本中的多种临床实体，有助于临床研究人员快速提取关键医学知识，从而提高电子病历文本分析效率。表 7-5 是本章用到的一些重要函数和功能。

表 7-5　本章用到的重要函数及功能

函数	功能
stream_in（）	由 jsonlite 包提供的数据解析函数，适合处理数据量较大的 JSON 格式的数据解析任务
mapply（）	批量处理函数，可以循环遍历某个集合内的所有或部分元素，支持传入 2 个以上的列表
grep（）	模式匹配查询函数，其参数 pattern 是待匹配的模式，参数 text 通常是向量格式的文本，返回结果是一个数值向量，向量内容是 pattern 在 text 向量中的索引位置区间
gregexpr（）	与 regexpr 函数类似，可以得到给定字符串中匹配模式出现的精确位置，区别在于输出结果为列表格式
unique（）	清洗去重函数，返回去除重复元素或重复行的向量、数据框或数组
merge（）	用于合并数据框，支持 4 种类型数据合并
round（）	四舍五入函数，可以根据十进制对数字进行四舍五入
worker（）	由 jiebaR 工具包提供的函数，用于构建分词器，支持词性标注和多种分词模型
strsplit（）	字符串分割函数，支持字符串拆分及合并

⑦ 思考题

1．中文电子病历文本的特点是什么？

2．简要概述中文电子病历文本挖掘的一般流程。

3．对比通用实体，临床实体识别的难点或特殊问题有哪些？

4．临床实体识别的性能优化策略或方法有哪些？

第八章 肿瘤基因表达数据的关联分析及可视化

学习目标

- 掌握 肿瘤基因表达数据的表示与预处理。
- 熟悉 肿瘤基因组数据的关联分析及可视化。
- 了解 肿瘤基因组学研究及其应用。

随着生物技术的发展，实验室可以产生前所未有的高通量生物信息数据。作为一种可实现数据统计分析和可视化的计算机语言，R语言在生物组学数据分析中也有广泛的应用，其良好的数据处理能力、灵活的绘图功能、可以读取的数据库，以及丰富的数学统计工具及算法为呈现多样化的生物医学特征提供了基础。例如，Bioconductor是一个专门处理生物信息的R包平台，可以辅助针对海量生物数据的分析和处理。本章主要介绍肿瘤基因组数据挖掘过程中常用的数据分析方法，包括数据获取与整理、差异表达分析、聚类分析、生存分析和交互式数据结果可视化，并通过案例数据开展分析应用的实践。

第一节 肿瘤组学数据及挖掘概述

生命体遗传信息的获得对于生命科学领域的研究具有重要的意义，而DNA测序技术的诞生，为生命科学研究提供了一种新方法。人类基因组计划（HGP）于2001年公布了第一份人类基因组草图，于2003年公布了"完整且准确"的基因组数据，这是人类基因组学研究跨出的重要一步。此后，随着高通量组学技术的发展，人们能够低成本、高效率地对几万到几百万条DNA序列进行一次性测定，从分子层面揭示疾病的发生发展机制，促进疾病的精准治疗。在不同种类的疾病中，肿瘤的恶性程度是较高的，现有的大概200种不同类型的肿瘤及更多的子类，都存在遗传信息的变异，这些变异会导致细胞不受控制地发展。识别肿瘤完整的遗传信息变化，以及理解这些变化是如何交互驱动疾病过程的，将为癌症诊断治疗提供新的思路与解决方案。目前，国际上已经开展了很多癌症基因组数据挖掘相关的研究。例如，美国国立卫生研究院（National Institute of

Health，NIH）于2006年启动了肿瘤基因组图谱计划（TCGA），旨在通过大规模基因组学分析与挖掘技术来促进对肿瘤分子层面的研究与理解，绘制癌症基因组变异图谱，提高对癌症诊断、治疗及预防的能力。TCGA的合作研究网络汇集了来自不同学科和不同机构的科研工作者，去产生有价值的参考数据及研究成果供全球研究社区使用，目前该项目已经揭示了近千万级别的癌症相关的突变，并产生了可开放获取的多组学数据。与之类似的，国际肿瘤（International Cancer Genome Consortium，ICGC）是2007年成立并启动的全球范围癌症基因组研究工作，旨在对50种癌症、总计25 000例患者样本绘制体细胞基因突变谱。该项目也为广大研究者提供了一个良好的平台，助力疾病相关研究。

全球范围内的肿瘤基因组学研究产生了一系列数据收集、存储与管理平台，这为肿瘤基因组挖掘研究提供了宝贵的数据资源（表8-1）。例如，癌症体细胞突变目录（Catalogue of Somatic Mutations in Cancer，COSMIC）提供了与癌症相关体细胞突变的信息，记录的体细胞突变比较详细，可以追溯到文献出处，还能将样本信息、涉及的癌症类型等进行统计分析。癌症药物基因易感性数据库（Genomics of Drug Sensitivity in Cancer，GDSC）包含大量与抗癌药物相关的癌症生物标志物信息，这些生物标志物可用于从基因组水平鉴定最可能对癌症治疗作出反应的患者亚群。该数据库还针对1000多种遗传特征的人类癌症细胞系进行抗癌药物的筛选，可以分析某种基因突变对药物治疗敏感性的影响。在肿瘤相关分子特征的功能分析方面，标记、可视化与整合发现数据库（the Database for Annotation，Visualization and Integrated Discovery，DAVID）提供了基因功能和通路注释等功能分析，包括功能注释、基因功能分类、基因ID转换等。将感兴趣的基因关联到生物学注释上，利用统计学的方法，在数据库中的关联注释中获取最显著富集的生物学注释，从而筛选该基因的生物学功能。该数据库最大的亮点是提供了一种快速的方法，将大量的基因列表缩减为功能相关的基因组信息，以帮助筛选高通量技术获得的生物信息。在线人类孟德尔遗传（OMIM）数据库涵盖现在所有已知的遗传病表型与其致病基因之间的关联，包括部分肿瘤的突变类型、肿瘤的分型、肿瘤相关基因、分子生物学基础等。Oncomine是大型的肿瘤基因芯片数据库，致力于收集、标准化并分析肿瘤样本的基因表达谱芯片数据，可用于分析差异表达基因、预测共表达基因等，并可根据肿瘤分期、分级、组织类型等临床信息进行分类。此外，基因表达数据库GEO和ArrayExpress分别是美国国家生物技术信息中心（National Center for Biotechnology Information，NCBI）和欧洲生物信息协会（European Molecular Biology Laboratory's-European Bioinformatics Institute，EMBL-EBI）下属的基因表达数据库，收集基于芯片和测序的组学实验数据，可用于查询并获取肿瘤相关的数据。

此外，计算机科学、数学和各种生物学工具的发展，为肿瘤基因组数据挖掘提供了理论和方法学基础。例如，生物信息学在分子水平将生命科学所涉及的实验数据概念化，并应用信息技术构建与环境和遗传有关的信息学框架。从研究内容来看，肿瘤基因组数据挖掘包含序列比对、突变检测、分子互作分析、功能富集等，采用的研究方法包括高维数据的统计推断、动态数据处理、关联分析，以及相关表型或者结局预测等（图8-1）。

表8-1 肿瘤基因组数据挖掘相关公共数据资源

数据资源名称	描述	URL
GEO	基因表达数据集	http：//www.ncbi.nlm.nih.gov/geo/
TCGA	肿瘤基因组学数据集	http：//cancergenome.nih.gov/
OMIM	基因–表型知识库	http：//www.ncbi.nlm.nih.gov/omim/
KEGG	通路数据库	http：//www.kegg.jp/
IPA	通路数据库与分析工具	http：//www.ingenuity.com/
COSMIC	肿瘤基因组数据集和分析工具	https：//cancer.sanger.ac.uk/cosmic
GenBank	基因序列数据集	https：//www.ncbi.nlm.nih.gov/genbank/
DAVID	基因标注数据服务	https：//david.ncifcrf.gov/
GDSC	药物基因组数据集	https：//www.cancerrxgene.org/
ArrayMap	基因表达数据集	https：//arraymap.org/
Oncomine	基因变异相关数据集	https：//www.oncomine.org/
HPRD	人类蛋白质组学数据集	http：//www.hprd.org/
STRING	蛋白质相互作用数集	http：//string-db.org/

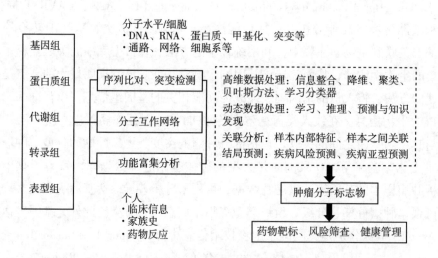

图8-1 肿瘤组学数据的分析与挖掘框架

从研究目的来看，生物信息学在肿瘤基因组学挖掘上的应用包括以下几种。

（1）对肿瘤组学测序数据的初步处理，提出假设，并对数据进行解读与验证，如全基因组测序数据的比对和拼接。

（2）探索肿瘤遗传学上的诊断、治疗和预后相关分子标志物。由于个体遗传异质性，许多肿瘤会出现不同的临床亚型，但它们往往不能完全作为疾病诊断和预后的指标。通过对组学数据进行分析，可以从分子层面揭示疾病相关的诊断、治疗和预后标志物。例如，Timothy J. Ley等通过基因组学研究揭示血液肿瘤发病机制，发现*DNMT3A*介导的表观遗传调控和*FLT3*基因突变，对于急性白血病的发生具有重要的作用，可以作为关键靶点用于指导疾病的治疗。基于乳腺癌患者的基因表达数据，研究人员发现了可用于指导患者术后治疗的肿瘤分子标志物。

（3）探索某类基因之间的关联调控，寻找上下游靶分子等。基因在不同类型肿瘤中的作用机制尚未完全明确，通过生物信息学中的关联分析，可以发现与肿瘤有关联的基因功能或者关键的调控因子。

（4）基因功能注释。采用功能富集、通路注释等探索特定基因在不同通路的表达情况，了解基因的功能。

（5）探索与肿瘤发展/预后的关联。恶性肿瘤患者的生存时间与其体内基因变异或者异常表达密切相关。通过生存分析等生物信息学挖掘方法可以将肿瘤组学数据与临床数据联系起来，进而预测疾病的发展进程，指导临床决策。

以下主要介绍肿瘤基因组数据挖掘过程中常用的数据分析方法，包括数据获取与整理、差异表达分析、聚类分析、生存分析和交互式数据结果可视化，并通过应用实例展示数据挖掘的一般研究内容。

第二节　基因表达数据表示与获取

国际上建立的生物医学数据资源涵盖各种类型，包括核酸序列数据库、蛋白质序列数据库、蛋白质结构数据库、基因微阵列和转录组测序等基因表达数据库、代谢和信号通路数据库、基因突变数据库、大规模结构变异数据库等。大部分的数据库提供了数据查询和下载、数据可视化、简单的数据分析等功能。而国际上权威的学术期刊*Nucleic Acids Research*长期收录专业的生物数据库，长期追踪和更新数据库目录及链接，这些都为研究人员开展肿瘤基因组数据挖掘提供了基础。（GENE EXPRESSION OMNIBUS，GEO）数据库，是由美国NCBI创建并维护的基因表达数据库。它创建于2000年，收录了世界各国研究机构提交的高通量基因表达数据。与GEO数据库类似，ArrayExpress是属于欧洲生物信息学研究中心（EBI）下属的公共数据库，用于存放芯片和高通量测序的相关数据。下面以基因表达数据为例，介绍基因表达数据的获取与数据预处理。

一、基因表达数据的类型

基因表达是指一个或者多个基因通过转录和翻译来产生遗传表型的过程。基因表达产物通常是蛋白质，但是非蛋白质编码基因如转移RNA（tRNA）或小核RNA（snRNA）基因的表达产物是功能性RNA。个体发育和疾病发生发展与基因表达密切相关，了解基因表达的差异性和时空性可以帮助明晰机体内的分子作用机制。在实际数据获取过程中，一般采用mRNA的数量来衡量基因的表达水平。20世纪90年代产生的基因芯片（或者称为cDNA微阵列）技术是人类基因组计划发展的产物，该技术主要基于碱基互补配对原则来测量细胞内mRNA的分子丰度，进而使人们能够高通量地检测成千上万的基因表达数据。后续又逐渐发展出了原位合成芯片和光纤微珠芯片技术。芯片技术检测的基因数量完全取决于探针设计的数量，因此难以研究mRNA的可变剪切等。近年来，高通量测序技术逐渐应用于基因表达的测量，其中，转录组测序（RNA sequencing，RNA-Seq）技术是目前广泛使用的基因表达测定方式之一。

1. cDNA 微阵列技术　是最早的基因芯片技术的产物。其制作流程是通过克隆的方法获得目标 cDNA 序列（3~5kb）并将其作为探针，通过点样机器人将探针高密度固定在表面经过特殊处理的玻片上，从而制备 cDNA 芯片。cDNA 芯片为双通道染色芯片，即一张芯片可同时应用两种荧光标记，检测两种不同条件下的基因表达水平。之后，在限定实验条件下，从实验组和对照组中提取总 mRNA 反转录成对应的 cDNA，分别用不同颜色的荧光进行标记。两组样本等量混合后，在特定条件下将两组带有荧光的 cDNA 杂交，最后用激光扫描荧光强度，作为基因表达水平的度量。该技术具有平行、高通量的特点，但是实验过程中容易出现杂交效率低下的问题。

2. 原位合成芯片技术　原位合成芯片由 Affymetrix 公司开发，采用光引导聚合技术制作而成，是单通道染色芯片，即一个芯片只能有一种荧光标记，只能检测某个条件下的基因表达水平。与 cDNA 探针相比，它的探针是预先设计的代表每个基因特异片段的序列，探针长度短（15~25bp），避免杂交效率低下的问题，实验较为可靠、重复度高。

3. 光纤微珠芯片技术　光纤微珠芯片由 Illumina 公司开发，采用独特的微球阵列技术，是下一代测序技术芯片产品。探针连接在硅珠上，由地址序列和探针序列组成，其中地址序列特异识别硅珠，而探针序列表示每个基因特异片段。该技术具有合成探针效率高、测量准确的特点。

4. RNA-Seq 技术　是近些年迅速发展起来并且得到广泛应用的基因表达分析新技术，例如，TCGA 项目研究就采用该技术获得了很多基因表达数据。RNA-Seq 通过测量 RNA 的量来反映基因的表达水平，主要分为以下几步：分离所有 mRNA、反转录 mRNA 成 cDNA、对 cDNA 测序、比对参考基因组。RNA-Seq 实验设计中的"重复"包括技术重复和生物学重复，这些重复是为了检测组间和组内的变异，对于假设检验至关重要。其中，技术重复是为了估计测量技术的变异，而生物学重复是为了发现生物组内的变异。

二、基因表达数据的获取

以美国NCBI的GEO数据库为例，它是存储高通量及微阵列实验基因表达数据最大的公共数据库，包括4种实体类：GEO平台（GPL）、GEO样本（GSM）、GEO系列（GSE）和修订GEO数据集（GDS）。可以直接下载原始数据，也可以通过基于R语言的组学数据分析工具包集合Bioconductor直接进行数据获取和分析。Bioconductor是基于R语言环境构建的开源工具，可用于高通量组学数据的分析和整合，每年会进行2次更新，目前已经产生2000多个包。具体的安装环境如下，其中biocLite（）是安装函数，类似于install.package（），如果不传递需要安装包的名称，则按照默认顺序自动安装。

```
# Bioconductor 及核心 package 安装
source('http://bioconductor.org/biocLite.R')
biocLite()
```

三、基因表达数据的预处理

1. **基因芯片数据的预处理**　对于基因芯片数据，原始数据格式可能包含 CEL、CDF、Probe、TXT 等，不同格式的数据对应不同的数据表示。具体而言，以 Affymetrix 芯片为例，芯片实验的过程如下：①扫描设备得到荧光信号图像文件。②由系统自带的图形处理软件从图像中提取数据，得到 CEL 文件，这也是 Affymetrix 芯片原始数据最常用的格式。但是，CEL 文件只提供了每个探针的灰度信息，还需要基因探针排布的信息（即哪个探针来自哪个探针组），才可以得到芯片上每个探针组对应的表达数据，这就需要 CDF 文件。另一个重要的文件是 Probe 文件，它提供了探针的序列信息。值得注意的是，芯片数据中的基因表达矩阵往往是以探针组而不是以基因为单位的，每行都对应一个探针组的表达量。一般通过 ID 映射才对应到探针组代表的基因，它们的关系常常为多个探针组对应一个基因。实际应用中则不太注意区分。对于基因芯片数据的预处理，包括质量控制，以及背景校正、标准化和汇总等过程。以 Affymetrix 公司的芯片数据为例，Bioconductor 提供了一个特殊的 ExpressionSet 数据类型，即 AffyBatch，它可以将探针水平数据和样本的表型信息等单独存储，以类似于列表的数据格式呈现。R 语言中的 Affy 包的 expresso 函数可以分别设置背景校正、标准化和汇总等的参数选取。由于自行组合参数实际使用会比较低效，因此，在实际中一般直接应用预设参数的一体化方法如 MASS、RMA、dChip 等。常规的基因芯片预处理过程见图 8-2。其中质量控制是为了剔除不合格样本，而背景校正、标准化和汇总是为了去除背景噪声、消除测量间的非实验误差、数值从探针水平汇总到探针组的水平。

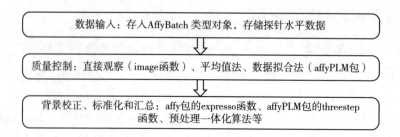

图8-2　基因芯片数据预处理过程

2. RNA-Seq 数据的预处理　包括原始序列数据载入、样本信息整合、基因注释、表达水平定量、过滤低表达基因、表达数据标准化等（图8-3）。对于 RNA-Seq 数据而言，差异分析的时候不能直接计算，因为不同测序深度决定了不同的序列片段数，需要将序列依据文库大小差异归一化为统一的类型。在这个过程中，R 语言提供了一系列组学分析相关的包。例如，edgeR 包可用于计算转录组表达定量指标，包括 CPM、log2-CPM、RPKM、FPKM 等。其中，CPM= A/mapped reads × 1 000 000，A 为比对到某基因的 reads 数（read count）。CPM 值对 count 的相对总 reads 数做了均一化；RPKM 是指每千个碱基的转录每百万映射读取的 reads，能消除基因长度和测序量差异对计算基因表达的影响，RPKM=（1 000 000 × A）/（mapped reads × gene length/1000）；FPKM 是每千个碱基的转录每百万映射读取的 Fragments（Fragments 是指每一段用于测序的核酸片段）。上述不同表达量转换的方式的区别在于，CPM 和 log-CPM 不考虑序列长度，可以矩阵形式计算，而 FPKM 和 RPKM 考虑序列长度。假设不同条件下异构体的使用是没有差别的，那么差异表达分析着眼于不同条件下的基因表达变化，而不是比较多个基因的表达或得出绝对表达水平的结论。也就是说，基因长度在进行比较时保持不变，任何观察到的差异都是条件变化的结果，而不是基因长度的变化。

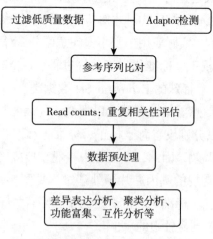

图8-3　RNA-Seq 预处理流程

第三节　基因表达数据关联分析

关联分析是数据挖掘中一项基础又重要的技术，是一种在大量数据中发现变量之间潜在关联的方法。对于基因表达数据而言，可以从不同层面（如样本、基因等）揭示变量或者样本之间的潜在关联（图8-4）。

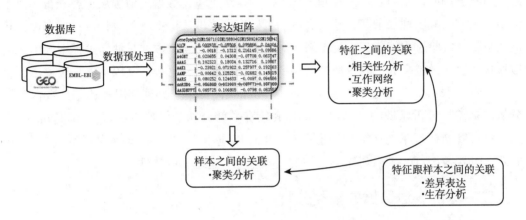

图8-4　基因表达数据的关联分析示意

一、基因差异表达分析

差异表达分析可用于识别那些受到解释变量显著影响的特征，包括基因、蛋白质、代谢物等。基因差异表达分析是指以生物学意义的方式计算基因表达量，然后通过统计学表达量来寻找具有统计学显著性差异的基因。例如，在研究识别健康个体和患病个体之间差异表达的基因时，数据通常具有非常大的规模（如高通量数据），需要从上万个特征中筛选出显著的因子。在具体的分析过程中，为了检验特征是否有差异表达，经常使用传统的统计检验，然而，数据的大小可能会对计算时间、结果的可读性和统计可靠性方面造成一定的影响。

差异表达的常用的度量指标包含差异倍数（fold change，FC）和显著性 P 值。其中，差异倍数通常表示为基因在样本组1中的表达均值除以基因在样本组2中的表达均值，或者基因在样本组1中的表达均值减去基因在样本组2中的表达均值，即：

$$FC = \frac{mean\left(X_{case}\right)}{mean\left(X_{control}\right)}$$

或者

$$FC = mean\left(X_{case}\right) - mean\left(X_{control}\right)$$

也可以进行对数转换，转化为 log_2FC，一般默认取 log_2FC 绝对值大于1为差异基因的筛选标准，这个阈值可以根据实际的数据情况进行调整。这种方法可以比较简单地度量基因在不同组别之间表达水平的差异，并反映差异表达的方向，但是没有统计学意义，且适用于没有生物学重复的样本。此外，差异表达的 P 值是根据差异表达算法得到的显著性水平。在实际分析过程中，一般综合 FC 和 P 值进行差异表达基因的筛选，前者度量差异程度及方向，后者度量差异的显著性。

值得注意的是，对于不同类型的基因表达数据，差异表达分析方法与流程会存在一定的差异。例如，基因芯片是荧光杂交信号的连续度量，数据近似服从正态分布。由于使用固定的核酸序列去杂交，基因表达是否检出主要取决于探针的设计，只要有设计相应的引物，实验过程就能被检测出来。对于 RNA-Seq 而言，数据是抽样过程中产生的离散形式，表达量越高的基因在抽样结果中所占比例越大，低表达基因可能无法检出，整体数据近似服从负二项分布。在 R 语言中，limma 包常用于处理基因表达芯片数据差异分析，是差异分析领域的"鼻祖"，edgeR 包有一部分功能依赖 limma 包，但是 limma 采用经验贝叶斯模型来增加结果的稳定性，也可以应用于 RNA-Seq 数据的差异表达分析。此外，DEG-Seq、DE-Seq2 等也是常用的计算差异表达基因的软件。

二、基因表达数据的聚类分析

聚类分析是指依据对象之间的相似性或者相异性数据，将对象进行分类。通过对基因表达数据进行聚类分析，可以发现具有相似表达模式的样本群体或者是在样本群体中表达一致的基因组。聚类分析主要涉及距离计算、数据中心化与标准化变换、聚类方法选择几部分。

1. **距离计算**　聚类分析首先需要度量两个对象之间的相似性，比较常用的方法是进行样本距离的计算，主要通过衡量对象之间的差异度来反映对象之间的相似度。R 语言中的函数 dist（ ）可用于计算变量 / 样本时间的距离：

```
dist(x,method = " ",diag = FALSE,upper = FALSE,p = 2)
```

通过调整 method 参数，可以选择不同的定量变量间距离度量方法，包括"euclidean"为 Euclide 距离 、"maximum" 为 Chebyshev 距离、"manhattan" 为绝对值距离、"canberra"为 Lance 距离、"minkowski" 为 Minkowski 距离等。可以根据不同的数据特征，选择相应的距离度量方式。

2. **数据中心化与标准化变换**　数据的中心化是指变量减去它的均值。样本数据的标准化处理是为了消除不同变量的量纲影响，使各个变量之间处于同一个量级，进而增加数据变量 / 指标之间的可比性。R 语言的函数 scale（ ）提供可以用于数据的标准化处理。

3. **聚类方法选择**　是制定样本聚类的规则，常用的聚类方法包括层次聚类、K 均值聚类等。层次聚类的基本思想：开始将 n 个样本各自作为一类，并规定样本之间的距离和类与类之间的距离，然后将距离最近的两类合并为一个新类，计算新类与其他类的距离；重复进行两个类的合并，每次减少一类，直至所有的样本合并为一类。R语言中的函数 hclust（）可用于层次聚类。其中 method 参数可以定义不同的类间距度量方法，包括"single"—最短距离法、"complete"—最长距离法、"median"—中间距离法、"mcquitty"—Mcquitty 相似法、"average"—类平均法、"centroid"—重心法、"ward"—离差平方和法。

```
hclust(d,method = " ",members = NULL)
```

下面基于案例数据 heatmap_20sample_412gene.txt（包含20个样本的412个基因）对样本进行分类，用样本之间的相关性来构建样本距离矩阵，之后对比不同的聚类方式，并做谱系聚类图。

```
# 根据基因表达数据对样本进行分类
cor(inputfile)->r
as.dist(1-r)->d   # 用相关性，构建样本距离矩阵
hc1<-hclust(d,"single")# 最短距离法
hc2<-hclust(d,"complete")# 最长距离法
hc3<-hclust(d,"median")# 中间距离法
hc4<-hclust(d,"mcquitty")#Mcquitty 相似法
par(mfrow = c(2,2))
plot(hc1,hang=-1)
plot(hc2,hang=-1)#hang 参数，确定类的摆放位置
plot(hc3,hang=-1)
plot(hc4,hang=-1)
```

K均值聚类的基本思想是一种迭代求解的聚类分析算法。其步骤是，预先将数据分为 K 组，随机选取 K 个对象作为初始的聚类中心，然后计算每个对象与各个种子聚类中心之间的距离，把每个对象分配给距离它最近的聚类中心。聚类中心及分配给它们的对象就代表一个聚类。每分配一个样本，聚类的聚类中心会根据聚类中现有的对象被重新计算。这个过程将不断重复直到满足某个终止条件。终止条件可以是没有（或最小数目）对象被重新分配给不同的聚类，没有（或最小数目）聚类中心再发生变化，误差平方和局部最小。相比较而言，K均值聚类基本思想是开始先粗略地分一下类，然后按照某种最优原则修改不合理的分类，直至完全为止。该方法的优点是计算量小、占计算机内存较少、方法简单、适用于大样本的聚类分析，但是其也存在一定的缺点，即需要事先制定分类个数。

三、生存分析

生存分析是指根据试验或调查得到的数据对生物或人的生存时间进行分析和推断，研究生存时间和结局事件与众多影响因素间关系及其程度的方法，也称生存率分析或存活率分析。具体而言，生存分析是比较两组或多组人群随着时间的延续，存活个体的比例变化趋势。活着的个体越少的组危险性越大，对应的基因对疾病影响越大，对应的药物治疗效果越差。生存分析常用于肿瘤等疾病的标志物筛选、疗效及预后的考核。从数据层面，生存分析的基本要求是知道生存时间和事件数据，如果需要比较不同组之间的差异，则还需要提供组别信息。

生存时间的数据类型包括完全数据和删失数据（或者截尾数据）。完全数据是指被观测对象从观察起点到出现终点事件所经历的时间，一般用状态值1或TRUE表示。删失数据或截尾数据是指出现结局事件前，被观测对象的观测过程终止了，主要是由失访、退出和终止所致。一般用状态值0或FALSE表示。值得注意的是，删失数据不等于截尾数据。例如，有些样本在观测结束时还没有死亡，寿命就记为45+，这就是右删失数据，因为寿命$t>45$，寿命的右边被删去了；有些样本知道出生日期，但是在观测开始时已经去世了，寿命$t<8$，这就是左删失数据；当然，左右删失包含各种类型，还有区间删失。总之，删失是某个样本的特性，表现出某样本时间是不等式。因此，删失是样本本身的特性，而截尾是样本的综合/整体特性。粗糙一点来说，观测者对于删失数据的发生是知情的，只是仍然不知道对应这些删失数据，其失效事件发生的精确时间。观测值对于截尾数据的发生是不知情或不关心的。因此，构造似然函数时截尾数据要引入条件分布，而删失数据要考虑积累概率分布。

生存分析的主要研究内容包括描述生存过程、比较生存过程和分析生存影响因素。首先，描述生存过程，根据生存时间分布，估计生存率及中位生存时间，以生存曲线方式展示，一般用Kaplan-Meier法。Kaplan-Meier法是一种非参数方法，使用经验数据构造生存曲线，可以估计生存率及中位生存时间等；此后，再进行生存过程的比较，采用Log-rank检验，比较两组或者多组之间的生存曲线的差异，检验统计量为卡方；最后，分析生存影响因素，采用Cox风险比例模型，分析变量对生存的影响，可用于多个因素的分析。R包中做生存分析可以用survival和survminer两个包。

下面基于案例数据heatmap_20sample_412gene_survival.txt，进行生存分析的实践研究。首先，通过生存数据集中的Stime（生存时间）和Surv（事件/状态）变量，创建生存数据对象，之后用函数survfit（）创建20个样本的生存曲线（Kaplan-Meier法），最后再用survminer包绘制生存曲线（图8-5）。

```
install.packages("survival")
library(survival)


# 读取数据
subset<-read.table('heatmap_20sample_412gene_survival.txt',sep="\t",header=T)
S.subset<-Surv(subset$Stime,subset$Surv)# 创建生存数据对象
fit1 <-survfit(S.subset~1,data=subset)# 创建生存曲线 ,~1 表示不进行分组
summary(fit1)# 获得的 survival 列就是生存率


install.packages("survminer")
library(survminer)
# 绘制生存曲线
ggsurvplot(fit1,data=subset,conf.int=T,risk.table=T,surv.median.line="v",title="Survival
Plot")# 显示置信区间、中位生存时间以及生存统计表
```

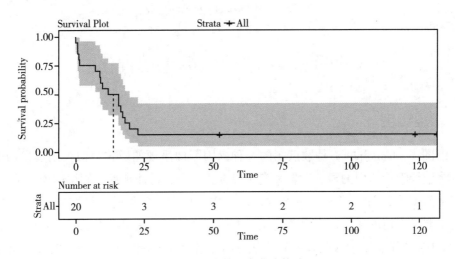

图 8-5　样本的生存曲线估计

在这个基础上，可以进一步添加样本的分类信息，对不同组别的样本进行生存状态的比较。结果显示 Group1 和 Group2 的样本的生存曲线存在显著差异（图 8-6，Log-rank 检验 P 值 < 0.05 ）。

```
# 组间比较

fit2 <-survfit(S.subset~Group,data=subset)

ggsurvplot(fit2,data=subset,conf.int=F,risk.table=T,risk.table.col="strata",pval=T,xlab="Time
(Weeks)")
```

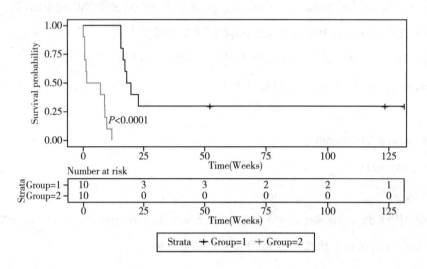

图8-6　两组样本的生存曲线比较

第四节　关联分析结果可视化

一、火山图

火山图（volcano plot）是散点图的一种，因图像呈现的样式类似火山爆发而得名。它可以将统计学检验中的显著度量和变化幅度相结合，进而帮助人们快速识别那些变化幅度较大且具有统计学意义的数据点，是生物信息学中常见的一种数据展示形式。例如，对于差异表达的基因，火山图能比较方便直观地展示两组样本之间显著差异表达的基因，其中，"显著"一般是指差异表达分析中统计学检验的 P 值（例如，以 P 值 <0.05 作为标准），用纵坐标表示；"差异"一般是指差异倍数的变化（例如，以倍数变化 >1.5 作为标准），用横坐标表示。在实际的火山图展示中，会对 P 值进行 $-\log10$ 的转换，由于 P 值越小表示越显著，那么转换之后，则转换值越大表示差异越显著。因此，火山图中左上角和右上角的数据点往往更加具有生物学研究意义，表示在不同样本中差异表达显著的基因。此外，在生物医学中，火山图还常应用于病例-对照研究、代谢组学研究、蛋白质组研究等。

R语言中有很多绘制火山图的方式，常见的R包有Glimma，它可以呈现差异表达基因的交互图。第二章中介绍的函数ggplot2（）也可用于绘制火山图，通过添加不同的图形分面信息，可以灵活地呈现不同的数据形式。此外，EnhancedVolcano是一个用于增强火山图绘制的强大 R 包，该包拥有强大的绘图功能，用户可以简单地通过设置颜色、形状、大小和阴影等参数定义不同的绘图属性，此外可以通过添加连线的方式有效避免数据点之间的重叠现象。具体的火山图绘制，将在后续的案例部分进行实践和图形的呈现。

二、heatmap 图

heatmap图，也称为热图，可以直观地用颜色变化来反映二维矩阵或者表格中的信息，颜色的深浅代表了不同的数据值。在生物医学研究中，热图可用于展示多个基因在不同样本中的表达水平，并通过聚类等方法查看不同组别（如疾病组、对照组等）特有的表达模式。heatmap图可以方便地展示不同变量、不同样本之间的相关性，是常用的关联分析可视化方法。R语言中有一系列的包支持绘制heatmap图，包括gplots、pheatmap、iheatmapr包等，不同的R包支持的heatmap图绘制方式也存在一定的差异（表8-2）。

表8-2　几种常见的R语言heatmap图绘制方式的比较

主要函数	R包	特点
heatmap（）	stats	自带的基础函数，做简单热图
heatmap.2（）	gplots	比基础函数多一些高级功能
pheatmap（）	pheatmap	提供heatmap图呈现的多样化形式
iheatmapr（）	iheatmapr	绘制复杂的、有交互作用的heatmap图
Heatmap（）	ComplexHeatmap	绘制、注释复杂heatmap图

下面的案例将基于20个样本的基因表达数据来进行聚类分析并绘制heatmap图。首先，采用gplots包的函数heatmap.2（）进行热图的绘制及结果展示（图8-7）。

```
# 数据获取
inputfile<-read.table("heatmap_20sample_412gene.txt",header=T,row.names=1)
temp<-as.matrix(inputfile)
# gplots package 绘图
install.packages("gplots")
library("gplots")
```

#heatmap 进行热图分析

heatmap.2(temp,col=colorRampPalette(c("blue","white","red")),scale="row",key=TRUE,
symkey=FALSE,density.info="none",trace="none",margins=c(7,7),cexCol=0.6,labRow =
FALSE,hclustfun = function(x){hclust(x,method = 'complete')},distfun=function(x){as.dist(1-
cor(t(x)))})

 # key 参数表示颜色标尺是否展示

 # density.info 参数表示是否在 *colorkey* 上画密度图

 # trace 参数表示数据到色块中心的距离

 # margins 参数表示列和行的空间

 # 更多的 heatmap 图配色的设置，可以参考 R 语言的 RColorBrewer 包

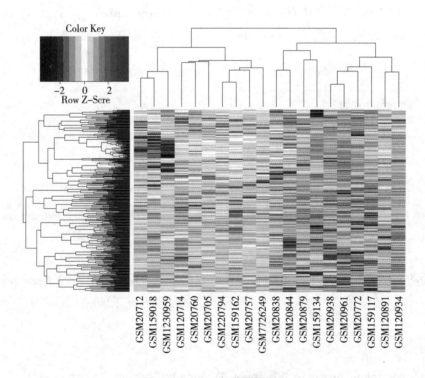

图 8-7　gplots 包绘图展示 1

　　此外，可以通过 R 语言的 RColorBrewer 包进行 heatmap 图颜色的调整和设置，对于不同样本的分组，也可以通过添加不同的颜色标签来提高辨识度。例如，将前 10 个样本设置为黄色，后 10 个样本设置为蓝色，在聚类过程中，样本会被打散并重新归类，通过对应的颜色标签，可以识别不同类型的样本在聚类结果中的分布（图 8-8 ）。

```
# 改变颜色设置
col <-colorRampPalette(brewer.pal(10,"RdYlBu"))
heatmap.2(temp,col=col,ColSideColors = rep(c("yellow","blue"),each = 10),scale="row",key
=TRUE,symkey=FALSE,density.info="none",trace="none",margins=c(7,7),cexCol=0.6,labRow
= FALSE,hclustfun = function(x){hclust(x,method = 'complete')},distfun=function(x){as.dist(1-
cor(t(x)))})
```

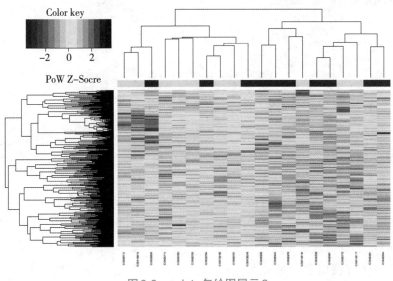

图 8-8　gplots 包绘图展示 2

此外，pheatmap 也是一个常用的绘制 heatmap 图的包，绘制方式简单，且可以对样本或者特征进行进一步的分类。还是以 20 个样本的基因表达数据为例，下面的案例利用 R 语言的 pheatmap 包进行 heatmap 图的绘制。这里将数据中的 412 个基因，根据表达数据用 K 均值聚类分成 3 类，在不设置随机种子的情况下，每次的聚类结果会存在一定的差异（图 8-9）。

```
# pheatmap package 绘图
install.packages("pheatmap")
library("pheatmap")
read.table('heatmap_20sample_412gene_survival.txt',sep="\t",header=T,row.names=1)-
>index
t(index)[-c(1,2),]->test
pheatmap(temp,cutree_cols = 2,kmeans_k=3,annotation_col = data.frame(test))
```

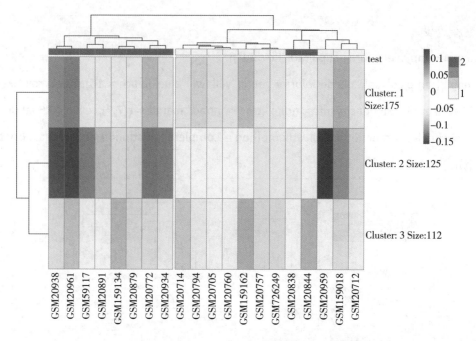

图 8-9　pheatmap 绘制热图的结果展示

第五节　研究案例

本节案例研究将以公共数据库 GEO 中的一个数据集 GSE63310（https：//www.ncbi. nlm.nih.gov/geo/query/acc.cgi？acc=GSE63310）为例，进行 RNA-Seq 数据预处理和差异表达分析实践。采用的 R 语言包有 limma、Glimma、edgeR、Mus.musculus、TCGAbiolinks、RColorBrewer、gplots、rms。对于 RNA-seq 数据分析而言，常规分析流程包括采用 edgeR 包进行数据导入、数据组织、数据过滤和数据标准化。之后，使用 limma 包的线性模型和经验贝叶斯方法等评估差异表达水平及进行图形化表示。最后，采用 Glimma 包进行分析结果的交互式探索，方便用户查询单个基因和样本。本研究案例的整体分析框架见图 8-10。

一、数据获取

在开展具体的分析实践之前，安装相关的 R 语言包。

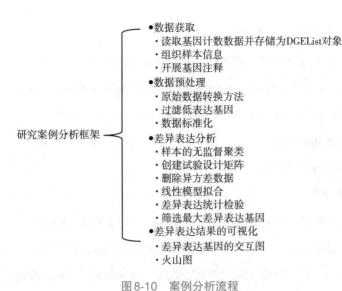

图 8-10　案例分析流程

```
# step1. 安装工具包，设置工作目录
# 安装 BiocManager 用于访问 Bioconductor 中的项目包存储库
if(!requireNamespace("BiocManager",quietly=TRUE))install.packages("BiocManager")
# 安装所需要的工具包
if(!requireNamespace("RNAseq123",quietly = TRUE))
    BiocManager::install("RNAseq123")
# 加载工具包并检查是否成功调用
suppressPackageStartupMessages({
    require('RNAseq123')
    require('Mus.musculus')
})
# 创建目录并设置为工作目录
dir.create("Law_RNAseq123")
setwd("Law_RNAseq123")
```

　　之后，再进行原始数据的下载和解压，案例数据集来自9个样本，分别存放于不同的TXT文件中，具体的样本数据信息可以参考GEO网站的数据说明。其中，overwrite表示如果输出文件已经存在，则解压出来的文件直接覆盖即可。

```
# step2. GEO 原始数据下载及解压
# utils::download.file 从网页下载数据 ,utils::untar 解压数据
url <-"https://www.ncbi.nlm.nih.gov/geo/download/?acc=GSE63310&format=file"
utils::download.file(url,destfile= "GSE63310_RAW.tar",mode="wb"
)# mode 标识数据编码方式
utils::untar("GSE63310_RAW.tar",exdir = ".")
# 解压 9 个样本文件
files <-c("GSM1545535_10_6_5_11.txt","GSM1545536_9_6_5_11.txt",
        "GSM1545538_purep53.txt","GSM1545539_JMS8-2.txt","GSM1545540_JMS8-3.txt",
        "GSM1545541_JMS8-4.txt","GSM1545542_JMS8-5.txt","GSM1545544_JMS9-P7c.txt",
        "GSM1545545_JMS9-P8c.txt")
for(i in paste(files,".gz",sep=""))
    R.utils::gunzip(i,overwrite=TRUE)
```

　　下一步，对来自不同样本文件的表达数据进行合并，同时，对样本信息进行组织。函数readDGE（）用于读取、合并基因的count数，并存成DGEList类型对象，它是R语言edgeR包的数据结构类型。同时，对基因名称进行注释。在这个过程中，值得注意的是，Entrez gene IDs 的匹配结果可能不是一对一的，需要根据实际需要来检查重复来源。本案例结果中有28个probe匹配到多个基因上，对这种情况，可以随机选择一个匹配作为最终的注释结果。此方法只保留第一次出现的ID。

```
# step3. 表达数据 (read counts) 合并
# readDGE 读取、合并基因 counts 数 ,columns 标识基因 ID 和 counts 数所在列
x <-readDGE(files,columns=c(1,3))# 返回 DGEList 类型对象 ( 包含 count 和 sample)
dim(x$counts)# 共计 27179 个唯一 EntrezID( 行 ),9 个样本 ( 列 )

# step4. 组织样本信息
# 去掉了样本的 GSM 编号 ,nchar 返回字符串字符数 ,substring 对字符串取子集
samplenames <-substring(colnames(x),12,nchar(colnames(x)))
Samplenames
colnames(x)<-samplenames
```

```
# 添加样本的细胞类型:LP 标识 luminal progenitor,ML 标识 mature luminal-enriched
mammary cells,Basal 标识 mammary stem cell-enriched basal cells
group <-as.factor(c("LP","ML","Basal","Basal","ML","LP",
                            "Basal","ML","LP"))
x$samples$group <-group
# 添加来源批次
lane <-as.factor(rep(c("L004","L006","L008"),c(3,4,2)))
x$samples$lane <-lane
head(x$samples)
# step5. 基因注释
# 基于 Mus.musculus 包提取注释信息,用 select 从数据库中匹配基因名、染色体
geneid <-rownames(x)
genes <-select(Mus.musculus,keys=geneid,columns=c("SYMBOL","TXCHROM"),keytype="ENTREZID")
head(genes)
# 以基因 ID 为标准,去掉重复(只保留第一次出现的结果)
genes <-genes[!duplicated(genes$ENTREZID),]
x$genes <-genes
head(x$genes)
```

二、数据预处理

后续，进行数据预处理，包括：过滤低表达基因和数据标准化，这里用cpm衡量基因的表达水平，并且保留至少在3个样本中cpm>1的基因，之后再用TMM方法进行数据标准化，使得不同的batch等产生的reads在相同的区间范围内，大部分的mRNA-Seq数据分析用TMM标准化即可。

```
# step6. 数据预处理
# 1. 用 cpm 过滤低表达的基因
# 首先,关于原始数据的转换方法
cpm <-cpm(x)
lcpm <-cpm(x,log=TRUE)
# 其次,检查每一行是否含有 counts 为 0
table(rowSums(x$counts==0)==9)
```

```
# 最后，保留至少在 3 个样本中 cpm>1 的基因
keep.exprs <-rowSums(cpm(x)>1)>=3
x <-x[keep.exprs,,keep.lib.size=FALSE]
# 2. 数据标准化（使用 TMM 算法进行标准化，消除样本制备、建库测序的影响）
x <-calcNormFactors(x,method = "TMM")
```

三、数据差异表达分析

差异表达分析需要定义一个实验设计矩阵，这里用函数 model.matrix（）进行设计矩阵的构建，之后，再按照离散值估计、线性模型拟合、设置比较矩阵、结果的统计推断等步骤进行差异表达基因的计算和筛选。

```
# step7. 差异表达分析及可视化
# 1. 创建设计矩阵
design <-model.matrix(~0+group+lane)
colnames(design)<-gsub("group","",colnames(design))
# 2. 估计 dispersion/ 离散值 -( 原始数据转成 logCPM, 调整均值与方差 )
v <-voom(x,design)
# 3. 线性模型拟合数据 ( 需输入表达矩阵和设计矩阵 )
vfit <-lmFit(v,design)
# 4. 差异表达统计检验
# 设置比较矩阵
contr.matrix <-makeContrasts(
    BasalvsLP = Basal-LP,
    BasalvsML = Basal-ML,
    LPvsML = LP-ML,
    levels = colnames(design))
vfit <-contrasts.fit(vfit,contrasts=contr.matrix)# 筛选比较对象
efit <-eBayes(vfit)# 根据拟合结果进行统计推断
summary(decideTests(efit))# 差异表达基因的汇总 ( 默认 p=0.05,logFC=0)
```

进一步，考虑增加 logFC 的推断。一些研究中不仅需要使用校正 P 值阈值（上面

eBays方法推断的），更为严格定义的显著性可能需要差异倍数的对数（*log-FCs*）也高于某个最小值。treat方法（McCarthy和Smyth，2009）可以按照对最小*log-FC*值的要求，使用经过经验贝叶斯调整的*t*统计值计算*p*值，该方法会比eBays之后再decideTests中设置lfc的结果更加严格。eBayes跟treat的检验结果*p*值存在差异；但是*log-FC*受count数影响较大，因为本身序列数据的方差不齐。因此，对于筛选结果，低counts、高*log-FC*的需要注意一下。

之后，使用函数topTreat（）列举出使用函数treat（）得到的结果中靠前的差异表达基因［对于eBayes的结果可以使用函数topTable（）］。默认情况下，函数topTreat（）将基因按照校正*P*值从小到大排列，并为每个基因给出*log-FC*、平均*log-CPM*、校正*t*值、原始及经过多重假设检验校正的*P*值。列出前多少个基因的数量可以自由指定，如果设为*n*=Inf则会包括所有的基因。输出结果见图8-11。

```
tfit <-treat(vfit,lfc=1)# 增加考虑 log-FC 的统计推断

dt <-decideTests(tfit)

summary(dt)

# 5. 筛选最大差异表达基因

basal.vs.lp <-topTreat(tfit,coef=1,n=Inf)# 第一个比较组 BasalvsLP

basal.vs.ml <-topTreat(tfit,coef=2,n=Inf)# Inf 表示输出所有基因

head(basal.vs.lp)
```

```
> head(basal.vs.lp)
      ENTREZID SYMBOL TXCHROM    logFC  AveExpr         t    P.Value   adj.P.Val
12759    12759    Clu   chr14 -5.442877 8.857907 -33.44429 3.990899e-10 2.703871e-06
53624    53624  Cldn7   chr11 -5.514605 6.296762 -32.94533 4.503694e-10 2.703871e-06
242505  242505  Rasef    chr4 -5.921741 5.119585 -31.77625 6.063249e-10 2.703871e-06
67451    67451   Pkp2   chr16 -5.724823 4.420495 -30.65370 8.010456e-10 2.703871e-06
228543  228543   Rhov    chr2 -6.253427 5.486640 -29.46244 1.112729e-09 2.703871e-06
70350    70350  Basp1   chr15 -6.073297 5.248349 -28.64890 1.380545e-09 2.703871e-06
```

图8-11　输出结果

四、差异表达结果的可视化

接下来，使用不同R包的火山图，对差异表达基因进行可视化（图8-12）。首先，采用函数ggplot2（）对basal与lp两种样本之间的差异表达基因绘制火山图，这里取*log2FC*绝对值大于1.5，*P*<0.05来标识显著差异表达的基因。相对而言，这种绘图方式比较灵活，可以自定义设置不同的参数。

```
#差异表达基因的火山图
install.packages("ggplot2")
library(ggplot2)
threshold <-as.factor((basal.vs.lp$logFC>1.5 | basal.vs.lp$logFC <-1.5)&basal.vs.lp$P.
Value<0.05)
ggplot(basal.vs.lp,aes(x=logFC,y=-log10(P.Value),colour=threshold))+xlab("log2fold
change")+ylab("-log10p value")+geom_point()
```

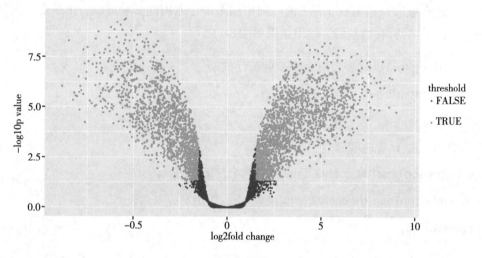

图 8-12　ggplot2 绘制差异表达基因

　　同时，Bioconductor 中的 R 包 EnhancedVolcano 具有强大的绘图功能，可以通过设置颜色、形状、大小和阴影等参数定义不同的绘图属性，基于这个包绘制的火山图一般可直接用于文献发表。这里取的阈值 $log2FC$ 绝对值为 5，$P=1 \times 10^{-8}$，通过这两个阈值，可以将所有的基因按照差异表达情况分成 4 种类别，进而非常直观地展现样本间差异表达的情况（图 8-13）。

```
#基于 EnhancedVolcano package 的火山图
BiocManager::install("EnhancedVolcano")
devtools::install_github('kevinblighe/EnhancedVolcano')
library("EnhancedVolcano")
EnhancedVolcano(basal.vs.ml,
                lab = basal.vs.ml$SYMBOL,
```

```
x = 'logFC',

y = 'P.Value',

title = 'Basal versus ML',

pCutoff = 10e-8,

FCcutoff = 5,

pointSize = 3.0,

labSize = 5.0,

shape = c(4,1,23,25),

colAlpha = 1,

legendPosition = 'right',

legendLabSize = 12,

legendIconSize = 4.0,

drawConnectors = TRUE,

widthConnectors = 0.75)
```

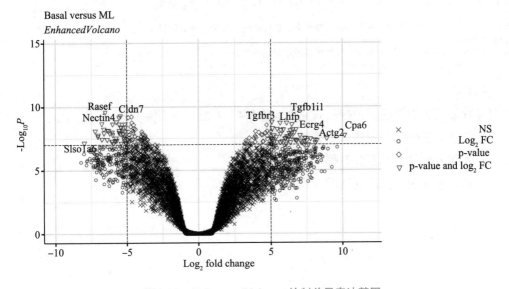

图8-13　EnhancedVolcano绘制差异表达基因

本 | 章 | 小 | 结

本章阐述了肿瘤组学数据研究的基本概况及其应用，重点以基因表达数据为例，介绍了基因表达数据的类型及常规的处理方法。结合前面章节学习的 R 语言基础和数据挖掘方法，本章侧重于语言及数据挖掘方法在组学数据分析中的应用。本章结合 GEO 数据库中的 RNA-Seq 数据，开展差异表达分析的实践研究。表8-3是本章用到的一些重要函数和功能。

表8-3　本章用到的重要函数及功能

函数	功能
heatmap.2（ ）	可用于绘制热图
pheatmap（ ）	提供热图呈现的多样化形式
Surv（ ）	创建生存数据对象
survfit（ ）	创建生存曲线，给出生存率的估计，可以通过添加组别信息进行不同样本组的生存状况的估计
ggsurvplot（ ）	绘制生存曲线图
readDGE（ ）	创建DGEList类型对象，用于存储基因表达数据
model.matrix（ ）	创建设计矩阵
lmFit（ ）	对输入的表达矩阵和设计矩阵，构建线性模型拟合数据
eBayes（ ）	对线性模型拟合的结果进行统计推断，衡量差异表达情况
EnhancedVolcano（ ）	绘制火山图，提供多种图形调整的参数

⑦ 思考题

1. 肿瘤基因组学数据挖掘的研究内容有哪些？
2. 阐述常见的基因表达数据类型。
3. 生存分析的基本步骤有哪些？
4. 总结差异表达基因的展现形式。

参考文献

［1］ 周志华.机器学习［M］.北京：清华大学出版社，2016.

［2］ 温斯顿·常.R数据可视化手册［M］.2版.北京：人民邮电出版社，2021.

［3］ 马特·威利，约书亚·F.威利.R统计高级编程和数据模型（分析、机器学习和可视化）［M］.北京：清华大学出版社，2020.

［4］ 高山，欧剑虹，肖凯.R语言与Bioconductor生物信息学应用［M］.天津：天津科技翻译出版公司，2014.

［5］ 乔霓丹.深度学习与医学大数据［M］.上海：上海科学技术出版社，2020.

［6］ 宗成庆，夏睿，张家俊.文本数据挖掘［M］.北京：清华大学出版社，2019.

［7］ 陈大方，刘徽.医学大数据挖掘方法与应用［M］.北京：北京大学出版社，2020.

［8］ 绕绍奇，徐天和.中华医学统计百科全书 遗传统计分册［M］.北京：中国统计出版社，2013.

［9］ PEYROU B, VIGNAUX J-J, ANDRé A. Artificial Intelligence and Health Care［M］. Cham：Springer International Publishing，2019.

［10］ VELAYUTHAM S. Handbook of Research on Applications and Implementations of Machine Learning Techniques［M］.Hershey：IGI Global，2019.

［11］ ROBERT I. KABACOFF.R in Action［M］.2nd ed.New York：Manning Publications，2015.

［12］ MIT Critical Data. Secondary Analysis of Electronic Health Records［M］.California：Springer Open，2016.

［13］ FELDMAN R, SANGER J. The Text Mining Handbook：Advanced Approaches in Analyzing Unstructured Data［M］. Cambridge: Cambridge University Press，2006.

［14］ 郑思，侯丽，李姣.肿瘤基因组数据挖掘及其应用［J］.医学信息学杂志，2017，38（01）：64-69.

［15］ TOMAŠEV N, GLOROT X, RAE J W, et al. A clinically applicable approach to continuous prediction of future acute kidney injury［J］. Nature，2019，572（7767）：116-119.

［16］ EL EMAM K, RODGERS S, MALIN B. Anonymising and sharing individual patient data［J］.BMJ，2015，350：h1139.

［17］ NGIAM K Y, KHOR I W. Big data and machine learning algorithms for health-care delivery［J］.Lancet Oncol，2019，20（5）：e262-e273.

［18］ ZHANG Y, WANG X, HOU Z, et al. Clinical Named Entity Recognition From Chinese Electronic Health Records *via* Machine Learning Methods［J］.JMIR Med Inform，2018，6（4）：e50.

［19］ SOYSAL E, WANG J, JIANG M, et al. CLAMP-a toolkit for efficiently building customized clinical natural language processing pipelines［J］. J Am Med Inform Assoc，2018，25（3）：331-336.

［20］ HUANG C C, LU Z. Community challenges in biomedical text mining over 10 years：success，failure and the future［J］.Brief Bioinform，2016，17（1）：132-144.

［21］ CONSORTIUM I H G S. Finishing the euchromatic sequence of the human genome［J］.Nature，2004，

431（7011）：931-945.

［22］ LANDER E S, LINTON L M, BIRREN B, et al. Initial sequencing and analysis of the human genome［J］. Nature，2001，409（6822）：860-921.

［23］ RAJKOMAR A，OREN E，CHEN K，et al. Scalable and accurate deep learning with electronic health records［J］. NPJ Digit Med，2018，1：18.

［24］ MCGLYNN E A，MCDONALD K M，CASSEL C K. Measurement Is Essential for Improving Diagnosis and Reducing Diagnostic Error：A Report From the Institute of Medicine［J］. Jama，2015，314（23）：2501-2502.

［25］ BREIMAN L. Random Forests［J］. Machine Learning，2001，45（1）：5-32.

［26］ RAJKOMAR A, DEAN J, KOHANE I. Machine Learning in Medicine［J］. N Engl J Med, 2019, 380（14）：1347-1358.

［27］ JOHNSON A E, POLLARD T J, SHEN L, et al. MIMIC-Ⅲ, a freely accessible critical care database［J］. Sci Data，2016，3：160035.

［28］ HSIAO W，HERREL L A，YU C，et al. Nomograms incorporating serum C-reactive protein effectively predict mortality before and after surgical treatment of renal cell carcinoma［J］. Int J Urol, 2015, 22（3）：264-270.

［29］ WEI C-H，ALLOT A，LEAMAN R，et al. PubTator central：automated concept annotation for biomedical full text articles［J］. Nucleic Acids Research，2019，47（W1）：W587-W593.

彩　图

（图片序号同正文）

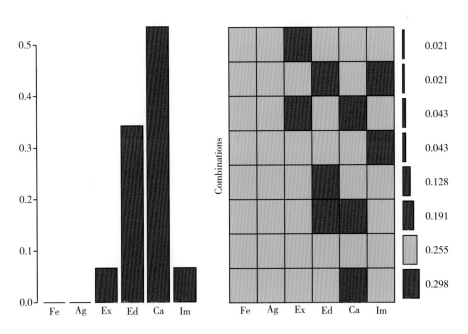

图3-2　变量的缺失比例和缺失模式

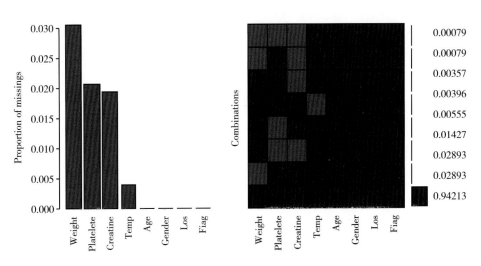

图3-3　用图形显示变量的缺失比例和缺失模式

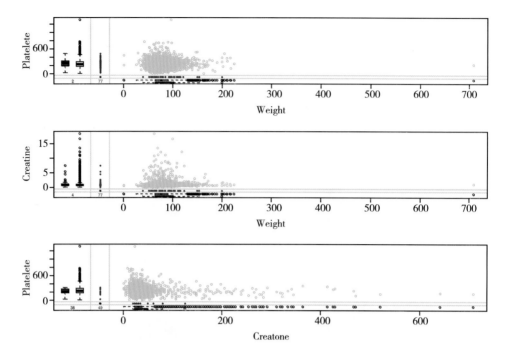

图 3-4　缺失数据的多变量图形

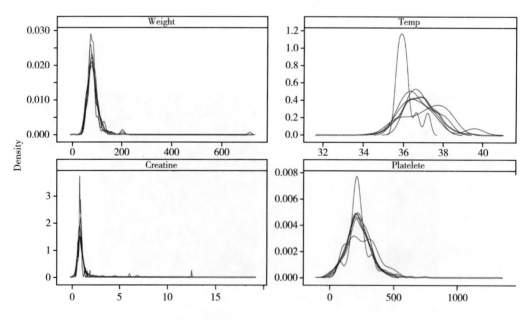

图 3-6　观测数据和插补值在不同次迭代过程中的分布曲线

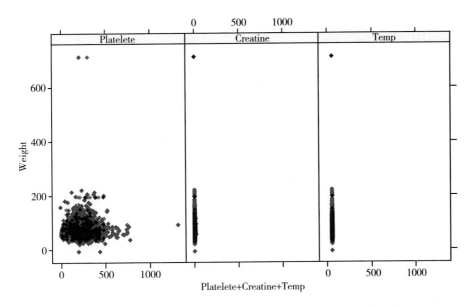

图3-7　两变量散点图（用不同颜色表示观测数据和插补数据）

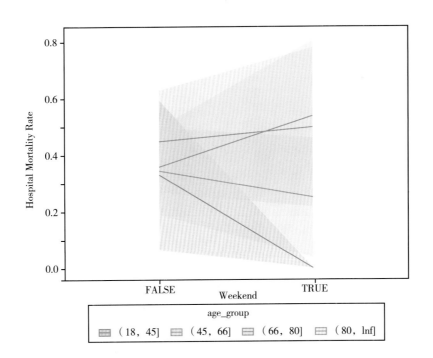

图4-7　入院时间与死亡率（以年龄组为分组）

，缘于入院前20个月因"中下腹闷痛"就诊于我院，查胃镜提示胃窦溃疡，恶性待排，住胸外科于2012.05.21在全麻上行根治性远端胃大部切除＋毕Ⅰ式吻合术，术中探查未见腹水，盆底、肝脏表面无转移性结节，肿瘤位于胃窦小弯侧，呈溃疡型，范围约4CMX3CM，侵及浆膜，另见小弯侧胃壁3枚米粒大小结节，切除结节送术中冰冻示：平滑肌和小淋巴结2个，送检淋巴呈反应性增生。手术顺利，术后病理（201214740），：(胃)，：胃窦小弯侧溃疡型管状腺癌Ⅱ级，侵及浆膜层，侵犯神经组织，脉管内见癌栓。手术标本下、上切端及另送（下切端）均未见癌浸润。找到小弯淋巴结1/14个、大弯淋巴结1/18个、幽门下淋巴结1/2个、幽门上淋巴结1/9个及另送(贲门右)淋巴结0/3个、(胃右动脉旁)淋巴结0/7个、(脾动脉旁)淋巴结0/2个、(肝总动脉旁)淋巴结0/4个见癌转移，（201214606），：(胃壁结节)送检少量平滑肌组织及淋巴结二个，淋巴结反应性增生。术后予"5-FU7500MG泵入+CF300MG静滴D1-5+顺铂30MG静滴D1-5Q3W"化疗3周期及口服希罗达化疗2周期（具体不详），末次化疗时间2012.10。术后定期复查未见肿瘤复发转移。12，周前复查腹部B超：肝左叶实质性占位性病变，大小约27MM×26MM，上消化道钡餐：吻合口区钡剂通过顺畅，两肺纹理增多增粗。遂就诊我科，查下腹部，1 CT：1、肝右内叶占位性病变，与2012-05-15旧片对比为新增病灶，考虑肝转移瘤，另肝内数个小囊肿，2、两肾多发囊肿，两肾小结石或钙化，CEA24.8NG/ML；CA199149.1U/ML。于2013.11.2、2013.11.16、2013.11.30予FOLFOX两周方案"奥沙利铂(艾恒)120MG静滴D1+亚叶酸钙300MG静滴D1、2+替加氟3G持续泵入44HD1Q2W"姑息性化疗3周期，过程顺利。后复查腹部CT平扫+增强：1、胃大部切除术后，残胃充盈欠佳，吻合口区未见明显占位性病变。2、肝右内叶占位性病变，考虑肝转移瘤，与2013-10-31旧片对比较前明显减小，另肝内数个小囊肿。3、所摄入右侧肾下腺内侧肢增粗，部分略呈结节状，转移不能排除。4、两肾多发囊肿；两肾小结石或钙化。CER13.97NG/ML，CA12510.95U/ML。疗效评价为PR。于2013.12.16在基础麻醉上行超声引导上右肝肿块射频消融术，术顺，术后无腹痛、恶心、呕吐等不适。于2013.12.21、2013.01.04予原方案（FOLFOX两周方案）化疗第4、第5周期。目前患者无腹痛、恶心、呕吐，无纳差、乏力，无眼黄、尿黄、皮肤黄，今为进一步诊治，门诊以"胃癌术后肝转移"收入我科。术后精神、睡眠、食欲尚可，大小便正常，体重无明显变化。

实体类型： ■影像检查 ■实验室检验 ■疾病和诊断 ■解剖部位 ■药物 ■手术

图7-3 电子病历实体识别人工标注结果的可视化展示

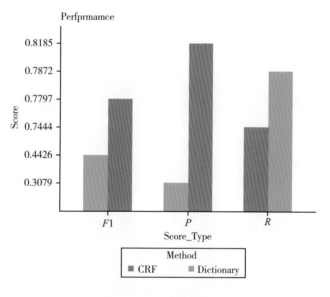

图7-9 CNER 实验结果对比

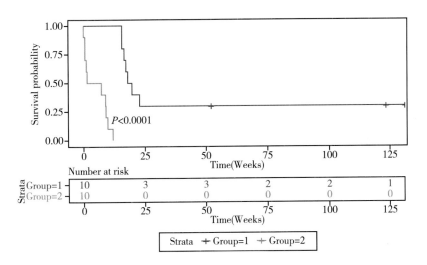

图8-6　两组样本的生存曲线比较

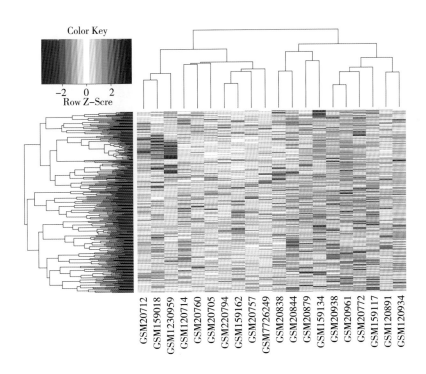

图8-7　gplots 包绘图展示1

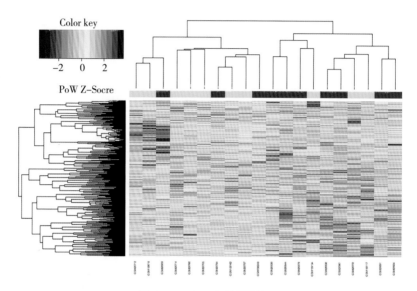

图 8-8 gplots 包绘图展示 2

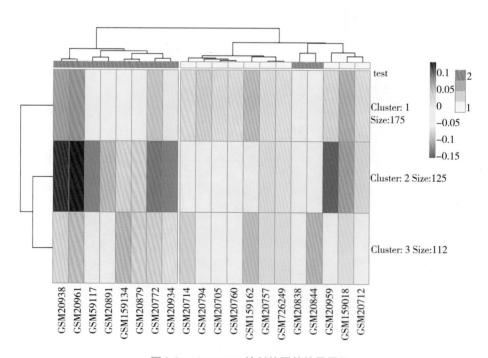

图 8-9 pheatmap 绘制热图的结果展示

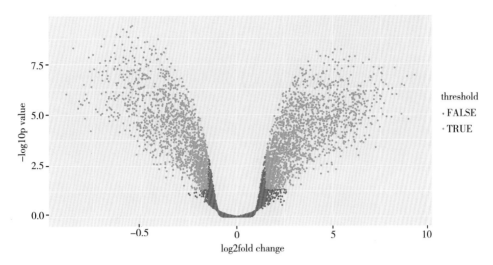

图 8-12　ggplot2 绘制差异表达基因

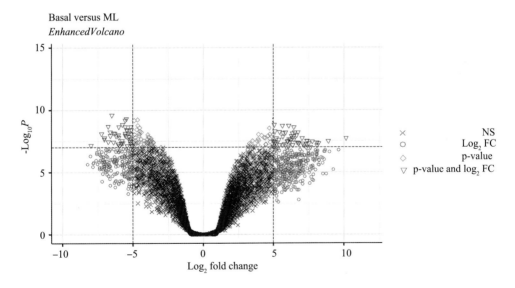

图 8-13　EnhancedVolcano 绘制差异表达基因